やせる!

勝間和代

光文社新書

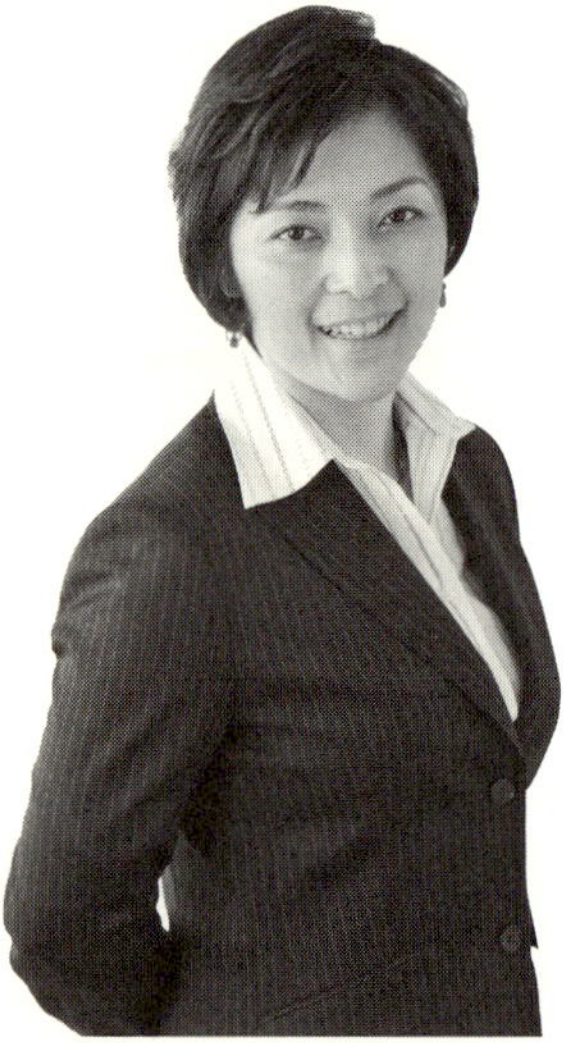

2007年時の著者

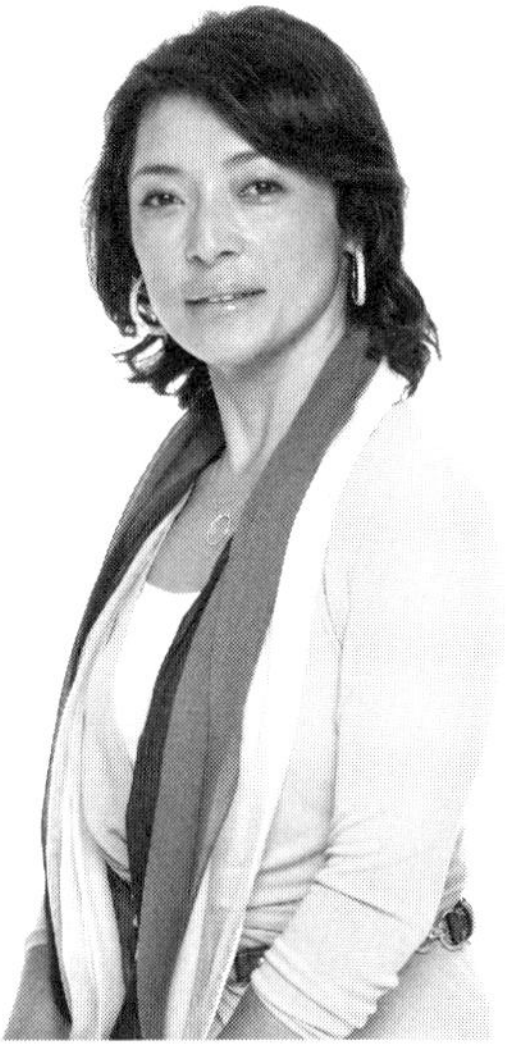

現在の著者

やせる！

目次

第2章　「やせる!」ための3本柱
——食生活、運動、そして時間管理の現実的な改善方法

まえがき

＊「健康的にやせる」のは意外とカンタンだ!?

あなたはなぜ、この本を手に取ったのでしょうか？

それはきっと、あなたが「太っている」からですよね？　違いますか？

そして、そのことにコンプレックスがあるからですよね？　違いますか？

どうしてここまで断言できるのでしょうか。それは、かつての私がそうだったからです。

写真の数字を見てください。

左が約9ヶ月前の数字、右が、私が「やせて」からの数字です。

どうでしょう。私の身長は158センチ。それに対して体重は、21歳で子どもを生んでから43歳まで、54～60キロくらいの間をウロウロとしていました（最高時の体重は、なんと67キロもありました）。その間、体脂肪率は30％前後で、いわゆる典型的な「おばさん体型」でした。ところが、約6ヶ月間で体重、脂肪量がそれぞれ約6キロも減り、体脂肪率も25％くらいにまで下がりました。服のサイズも、L（11号）からS（7号）になりました。

「やせる前」までは、

この人、ちょっと太っているなぁ

と思われても、見るからに

デブ～～～

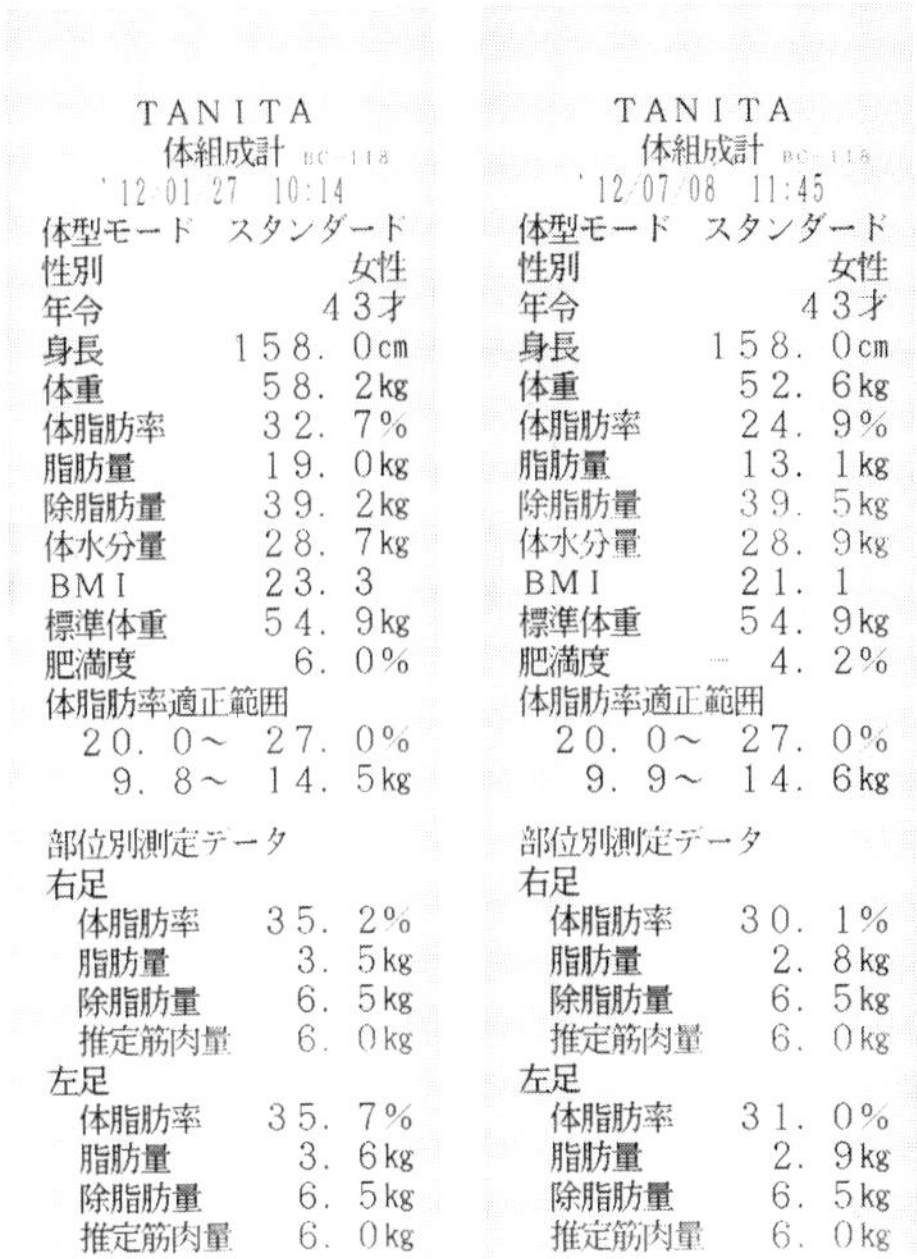

TANITA
体組成計 BC-118
'12/01/27 10:14

体型モード	スタンダード
性別	女性
年令	43才
身長	158.0cm
体重	58.2kg
体脂肪率	32.7%
脂肪量	19.0kg
除脂肪量	39.2kg
体水分量	28.7kg
BMI	23.3
標準体重	54.9kg
肥満度	6.0%
体脂肪率適正範囲	
	20.0〜27.0%
	9.8〜14.5kg
部位別測定データ	
右足	
体脂肪率	35.2%
脂肪量	3.5kg
除脂肪量	6.5kg
推定筋肉量	6.0kg
左足	
体脂肪率	35.7%
脂肪量	3.6kg
除脂肪量	6.5kg
推定筋肉量	6.0kg

TANITA
体組成計 BC-118
'12/07/08 11:45

体型モード	スタンダード
性別	女性
年令	43才
身長	158.0cm
体重	52.6kg
体脂肪率	24.9%
脂肪量	13.1kg
除脂肪量	39.5kg
体水分量	28.9kg
BMI	21.1
標準体重	54.9kg
肥満度	-4.2%
体脂肪率適正範囲	
	20.0〜27.0%
	9.9〜14.6kg
部位別測定データ	
右足	
体脂肪率	30.1%
脂肪量	2.8kg
除脂肪量	6.5kg
推定筋肉量	6.0kg
左足	
体脂肪率	31.0%
脂肪量	2.9kg
除脂肪量	6.5kg
推定筋肉量	6.0kg

【タニタの体組成計】

左が2012年1月の数字。右が7月の数字

- 体重は58.2キロから52.6キロに
- 体脂肪率は32.7%から24.9%に
- 脂肪量は19.0キロから13.1キロに
- BMIは23.3から21.1に
- 肥満度は6.0%から－4.2%に

という感じではなかったので、「まぁ、このままでいいかぁ」と、正直、「やせる」ことにはそれほど積極的ではありませんでした。ただ、悩みやコンプレックスだけは消えず、何度かダイエットに取り組んだこともありますが、すぐにリバウンドしてしまい、なかなか長続きしませんでした。

ところが、最近、次の2つのできごとが重なったことがきっかけで、これまでとは違った形でのダイエットに取り組み始めました。

できごと①——食習慣の改善

「お願い!ランキング」という私が不定期に出演しているテレビ番組で、調理器具を評価するコーナーがありました。そこで上位にランクインしていた電子レンジグッズを購入し、自宅で試してみました。

できごと②——運動習慣・姿勢の改善

「金スマ（中居正広の金曜日のスマたちへ）」という人気番組のプロデューサーから「美木

良介さんの『ロングブレスダイエット』で〈やせる〉という企画を考えていて、知名度のある小太りのアラフォー女性を探しているのですが、勝間さん、出演していただけませんか」と声がかかり、周囲の勧めもあって出演を決めました。

電子レンジグッズは自家製の豆腐作りができるものなど、便利な器具が多く、それを使って自炊するのが楽しくなるほどでした。そしてとうとう、それまで使っていた電子レンジそのものを処分し、新しいものに買い換えました。

この電子レンジの影響で、それからさまざまな調理器具を買って試してみるようになったところ、自炊熱がどんどん高まり、それまでは週末くらいにしか作らなかった食事を、ほぼ毎日3食作るようになりました。また、仕事場には自分で作ったお弁当も持参するようになりました。

一方、ロングブレスダイエットでは美木良介さんによる親身な指導のもと、呼吸法と運動習慣、そして姿勢を学びました。それと並行して、世の中にあるダイエット本、生活習慣の改善を勧める本、料理のレシピ本、健康や料理、運動に関するブログなどを読み漁って勉強しました。

そこから学んだエッセンスを抽出して実行したら、あらまぁ、みるみるうちに「やせて」いくではありませんか！　しかも、「健康的に」です。こうなってくると、自分に自信がついてきます。そして、なかなか「やせられない」のは、これまで意志の弱さに原因があると思っていたことが、実はちょっとしたコツさえつかめば、誰もが健康的にやせられるようになるのがわかってきたのです。

また、「やせる！」というのは、ただ単にスタイルをよくするためや体重を落とすことだけが目的ではなく、

生活習慣病にかかることなく、健康で長生きできる体を作ること

と同じ意味だということもわかってきたのです。

＊「お金」と「仕事」に関心が向きすぎていませんか？

私の父親は、軽肥満でコレステロールの値が高く、脳卒中や心臓発作を何度も繰り返して

いました。私が高校生のときにはその後遺症で半身不随となり、身障者2級になってしまいました。そして、私が30歳の頃にとうとう最後の発作を起こし、半年間、生命を維持するだけの状態の期間を経て鬼籍に入りました。まだ60代でした。

当時、父親がなぜそのような病気になったのか、私にはまったく理解できませんでした。でも、いまならよく理解できます。それは、完全な生活習慣病です。

喫煙、毎日の飲酒、運動不足、現代的な美食（油っこいものが多い中華料理、天ぷら、ステーキ、焼き肉など）が大好きで、野菜・果物はほとんど食べない。移動はもっぱら車中心……。「健康的な生活習慣」からは、ほど遠い生活でした。

では、健康に気を遣っていなかったかといえば、それなりには気を遣っていました。不足しがちなビタミンを摂るためにサプリメントを飲んだり、健康にいいと言われているマッサージ器を買ったり、お風呂も好きでした。医者に止められてタバコも控えていました。

父は、亡くなる頃には仕事をすでに引退していてお金も時間もありました。ただ、食事と運動にもっと時間をかけなければいけないということには気づいていなかったのです。本当に悲しいことです。格好いい新車や家電製品、最新型のカメラ、経営書などはたくさん持っていたというのに……。

私たちは自分を、そしてまわりの人たちが幸せであることをいつも願っています。そのために働き、家族や社会に貢献し、毎日の生活を送っています。しかし、健康に不安を抱えていてはどうでしょう。それでは、いくらお金があったとしても、自分を、そしてまわりの人たちを幸せにすることはできません。私たちはこれまで、

健康であること

よりも、

よりお金を儲けること

あるいは

よりよい仕事をすること

に労力を使いすぎてはこなかったでしょうか。
いま、この優先順位が問われている時代だと思います。

＊世の中にダイエット本があふれる理由

さて、世の中にはこれだけの**ダイエット本**があふれているのに、太っている人はなぜ一向に減らないのでしょうか。それは、**『HOW』は理解できたとしても、その前提となる『WHY』を理解できないから応用が利かない。だから長続きもしない。**からだと考えます。

私はフォトリーディングという速読のインストラクター資格を持っているので、大量の本を一気に読むことはあまり苦になりません。このフォトリーディングの手法の中に、「シントピック・リーディング」というものがあります。

これは単純にいえば、シントピック、つまり同じトピックに関する本を一度に数冊読むことで、そのトピックに関する理解度を深める読書方法です。これを活用すると、本を1冊読んだだけではほとんど理解できないような内容でも、かなり高い確率で内容を理解できるようになります。こうすることで、自分の理解や行動変革に役立てていくのです。

学術界では、論文を書くときには、それまでの関連成果や研究論文を一通り読みこなし、全体像を理解してから新しい成果を発表するというのが常識です。そのため、レビュー論文と言われる、あるテーマに関連した論文をまとめて解説した論文も多数あります。

ところが、「ダイエット」について、この読書方法で理解を深めようと思っても、ダイエット界にはそうしたレビュー論文に当たるものはなかなか見あたらず、全体を俯瞰し、かつ、多くの人が実現可能な形で「やせる！」ことを解説したガイドブックが少ないのです。

もし、誰もが実現可能な形で「やせる！」ことを解説した本があれば、まず私が読んでみたい。それは私だけの願いではないはず——そう思って、この本を書くことを決めました。

本書は、ただ単にスタイルをよくするためや体重を落とすことだけが目的ではなく、体についている余計な脂肪をしっかりと燃焼させ、生活習慣病の原因となるような食生活や運動に対する考え方を改善するきっかけを提供する本です。

したがって、本書は、読んだだけで明日からの生活が劇的に変化するといったような即効性のあるものではありません。

この本にちりばめたさまざまなヒントから、

ああ、そういうことだったのか

と納得してもらい、日々の生活に地道に役立ててもらうための本なのです。

＊余計なカロリーは摂るな！

では、生活習慣病を解決し、老化を防ぐためには何が必要なのでしょうか。

それは、「正しい生活習慣、特に食生活の改善により、余計なカロリーを摂らないこと」

に尽きます。

そのためには、「やせる!」ことが肝心です。

太ったマウスとやせたマウスでは、やせたマウスのほうが圧倒的に病気にかかりにくく、長生きすることが実験から明らかになっています。生きるためにはカロリーが必要ですが、カロリーを余分に摂りすぎると、一生の間で使われる量が決まっている、さまざまな体の「回数券」を早く使い切ってしまうことになります。その結果、フリーラディカル（活性酸素）が余分に発生することで体が酸化し、心臓や血管の機能を衰えさせたり、がんの発生率を高めたりすると考えられています。

一般的に、「最も健康なのは、BMI（人の肥満度を表わす体格指数）の値が22」といわれています。しかし、『加速する肥満』（ディードリ・バレット、小野木明恵訳、NTT出版）などに見られる研究では、病気やアルコール依存症などが原因でやせている人を除くと、BMIの値が18・5くらいまでは、病気にかかる確率が下がっていくという結果が出ています。

これは、生きるのに必要な量以上のカロリーを摂ると体に誤作動が生じ、負担をかけることになることを端的に示しているといえます。

カロリーだけが問題ではありません。アメリカでベストセラーとなり、現代栄養学の修正を追った『The China Study』（T. Colin Campbell Ph.D. and Thomas M. Campbell, BenBella Books）や、同じくアメリカで30年以上も続いている、女性看護師を対象にした「ナース・ヘルス研究」といった著名な疫学調査では、「現代病」といわれているもののほとんどは、現代の食生活に原因があるという仮説を立てています。

カロリーの摂りすぎはもちろんのこと、動物性脂肪や動物性タンパク質の摂りすぎ、野菜や果物の過度の不足、これに加えて運動不足は、死亡の原因となる発がん性物質を体外へ排出するのを妨げたり、血管を詰まらせたりすると指摘しています。

もちろん、「フードファディズム」（食べ物や栄養が健康と病気に与える影響を過大に信じること）という言葉があるように、すべての健康問題を食べ物のせいにするのはどうかと思います。

ただ、現在の日本人の標準的な食事は欧米型に近くなり、以前の日本に比べるとカロリーの摂取量がだんだん増え、逆にカロリーあたりの栄養量が減っていることは事実です。その結果、がんや心臓病の発生率も、欧米にどんどん近づいているのです。

ちなみに、私の「やせる前」の典型的な食生活は次のようなものでした。

朝食　食べない。食べたとしても、ジャムトーストかチーズトーストを牛乳で流しこむ。
昼食　コンビニでお弁当を買う。または、おにぎりとチーズ。少々のサラダ。
夕食　外食中心。6～7品のコース料理が多く、カロリーも1200キロカロリーを軽く超える。動物性タンパク質と脂肪がたっぷりの食事。

夕食を食べすぎるので翌朝は胃がもたれ、朝食を抜く――この繰り返しでした。1日の総カロリー量を1800キロカロリーまでに抑えることには気をつけていましたが、肝心の栄養素についてはまったく気を配っていませんでした。

この頃の私のコレステロール値は、正常値の上限ギリギリでした。健康診断を受けた際、「コレステロールが上がりやすい食べ物一覧」というパンフレットをもらって笑ってしまったのですが、そこに書かれていたのは、牛肉やチーズ、フォアグラなど、私がそのとき常食していたものばかりでした。なるほど、そりゃコレステロール値も上がるはずだなぁ、と思ったことをいまでもよく覚えています。

こんな状態では、せっかく週に数回、スカッシュや水泳で汗を流しても、それ以上太らないための歯止めにはなったとしても、体脂肪の改善には何の役にも立ちませんでした。

以前から、さまざまなメディアに自転車に乗っている私の姿が載るたびに、

あんなに自転車に乗っているのに、なんであの体型なの？

と不思議がられていました。それはもちろん、この乱れた、しかし、おそらく日本人にはけっこうありがちな食生活に原因がありました。これでは、いつまでたってもやせることはできません。

＊地味な正攻法が最も近道

他方、運動についてはどうでしょうか。

週に数回、ジムで1～2時間、汗を流している

という人も多いのではないでしょうか。

でも、「やせる」ために本当に必要なのは、たとえば、

毎日、1万歩を歩く、あるいは、毎日、自宅で15分の運動をする

といったような、コツコツとした地味な運動習慣です。もちろん、このほうが体型の維持や疲労回復にも効果的です。でも、食生活にせよ、運動習慣にせよ、こうした地味な内容を扱った本はなかなか世の中には見あたりません。それは、

地味な内容では売れない

からです。みな、「○○を食べるだけでやせる」「○○を飲むだけでやせる」「○○を体に巻くだけでやせる」といった、夢のような簡単な方法を欲しがります。でも、そうした本は一時的にはブームになっても、すぐに人々の記憶から忘れ去られてしまいます。だからこそ、私はこうした風潮に対して、

実は、正攻法が一番の近道で、しかも、安あがりで効果的

ということを本書で提唱していきたいのです。

とはいっても、私は栄養学や運動理論の専門家ではありません。また、肥満対策の専門家でもありません。でも、軽肥満に約20年悩んできた私が、ほんのちょっとしたコツを体得しただけで、それまでの苦労は何だったのかと思えるほど、見事に、そして健康的にやせることができた体験をみなさんと分かち合い、

なるほど〜〜〜

と腑に落ちてほしいのです。

では、これからみなさんと一緒に「やせる！」旅に出かけていきたいと思います。

本書を読んでいただければ、きっと、

これなら、私もやせられるかも！

と思っていただけるはずです。そして、本書で書いたことを一つでも二つでも実行していただければ、投資した以上の「おつり」がくるはずです。

ぜひご一読いただき、日々の生活の中で実践してみてください。

［第1章］

なぜ、みんなやせられないのか

＊「やせる！」ことで得られるもの

「やせる！」にはさまざまなメリットがあります。まず、私自身の例を挙げてみましょう。

1．とにかく、「見かけ」が若返った
2．「見かけ」が若返ったことで、みんなが優しくなった
3．いろいろな洋服が似合うようになった
4．白髪が減った
5．仕事が増えた
6．活動的になった
7．1〜6などの結果、自分に自信がつき、新しいことにどんどんチャレンジできるようになった

ここで重要なことは、「きちんとやせる」ということです。

それは、次の２点が含まれていることを指します。

・継続可能な、生活習慣の改善に基づいていること
・健康や美容に役立っていること

「きちんとやせる」前の私の風貌は、

いかにも40代のおばさん

で、仕事用のスーツを着ると、

これからＰＴＡの会合に行く人

に見えたそうです。
それが、脂肪量を19キロから13キロに落としただけで、こんなことが起きました。

まず、「いかにも40代のおばさん」から、とりあえずは

身ぎれいなアラフォー

くらいにまではなったようです。私の親友であるシンガーソングライターの広瀬香美さんは体型にも気を配っていて、私とは段違いのスタイルですが、その彼女から、

これでやっと、私たち、一緒に並んだときに親友に見えるよね——

と言われました。実は、この言葉は私にはかなりのショックでしたが、太っていた頃は一緒に並んでも、「隣りにおばさんがいるなあ」という感じだったそうです。

また、仲間とバイクでツーリングしているときも、仲間曰く、私が太っていた頃は、

まるで空気のように

存在を無視されていたということでした。ところが、やせてからは、パーキングエリアなどに入っていくと男性から

そのバイク、いいねぇ、排気量いくつ？

と声をかけられたり、女性の店員さんから、

私も大型バイクの免許を取りたいんです。憧れます!!

と言われるようになったのです。

私は自分が太っていた頃、

・空気のような差別

・どことなく無視する

といった雰囲気があるのを敏感に感じ取っていました。

「どことなく無視する」というのは大げさかもしれません。「あえて積極的には話しかけない」とか「ちょっと距離を置く」といった程度です。でも、これが毎日のように積み重なってくると、「塵《ちり》も積もれば山となる」で、人間関係の構築に消極的になってしまうのです。

私が独立したのは2007年ですが、それから2009年頃まではそれほど太ってはいませんでした。その後、2010年くらいから徐々に太り始め、2011年には60キロにまで達していました。そして、そのことにコンプレックスを抱いていました。

いわゆる、

カツマーブーム

が起きたのは、折しも私がそれほど太っていなかった頃、そして、そのブームが去っていったのは太っていた頃にあたります。果たして、これは偶然なのでしょうか?

そうではないと私は思います。もちろん、ブームの影響で多忙を極め、少し疲れていたということもあるでしょう。でも、「太っている」と、新しい仕事にチャレンジする意欲がなくなり、新しい場所に出かけていこうとはしなくなるのです。それは、この「空気のような差別」を感じてしまうからなのです。

毎日毎日、体重計に乗っては

ハ――――ッ

とため息をつくような生活は嫌ですよね。

そう、結論を先に言えば、

やせる！　すなわち、生活習慣を改善することは、空気のような差別から逃れ、自分に自信をつけること

だということです。

さて、あなたは今、ぽっこりとしたお腹に苦しんでいないでしょうか。

＊「ぽっこりお腹」の原因は単純だ！

私たちはなぜ太るのでしょうか。

・『加速する肥満――なぜ太ってはダメなのか』
（ディードリ・バレット、小野木明恵訳、NTT出版）
・『ヘルシーな加工食品はかなりヤバい――本当に安全なのは「自然のままの食品」だ』
（マイケル・ポーラン、高井由紀子訳、青志社）

などの実証分析を交えた書籍に詳しいのですが、原因はただ一つです。それは、

欧米型（先進国型）の生活習慣

です。特に、食生活が問題です。欧米型の生活スタイルが根づいた現代の日本では、ほと

んどの人が「ただ普通に生活している」だけで体脂肪率が上がるようになっています。その結果、多くの人が糖尿病・心臓病の予備軍となり、がんの発生率も高くなっていきます。

すなわち、

生活習慣を改善しなければ、ダイエットしても焼け石に水

だということです。
私はこれまで、次のようなダイエットを試してきました。

・いわゆる「アトキンス・ダイエット」に近い、炭水化物を極端に制限するダイエット
・炭水化物とタンパク質を一度に食べないようにするダイエット
・医師の指導の下での、リダクティル、メリディアなどの食欲抑制剤を使ったダイエット

でも、ダイエットした後は数キロの減量には成功するものの、すぐにリバウンドしてしまうというのを繰り返してきました。

リバウンドの理由は単純です。それは、ダイエット前の元の欧米型食生活にすぐに戻ってしまうからです。

また、これらのダイエットに共通するのは、

食べない、低カロリーダイエット

が中心ですが、これでやせると、「貧相」になります。若返るどころか、かえって老けて見られるようになるのです。ビーガンと呼ばれる、肉・魚だけでなく乳製品・卵も食べない厳格な菜食主義者たち、あるいはマクロビオティックのような制限食をしている人たちは、

- **やせすぎ**
- **顔色が悪い**

という印象をまわりの人たちに与えることがありますが、もしかしたらそのときの私はまさに「やつれている」と人の目に映っていたかもしれません。

＊欧米型食生活のキケンな罠

では、欧米型食生活の何がいけないのでしょうか。それは、次の3つに集約されます。

その① 加工食品の食べすぎ
その② 添加砂糖、添加油の摂りすぎ
その③ 野菜・果物・精白されていない穀物の極度の不足

実は、この3つを解消するだけで、肥満はほぼ解決します。これから、この3つを順番に説明していきましょう。

その① 加工食品の食べすぎ

まず、その①「加工食品の食べすぎ」です。私たちが食品を加工するのは、食品の品質を保存し、それを有効利用し、安定した供給を行うためです。しかし、加工は脱水が中心です。

また、加工を行えば行うほど、食品に含まれる「栄養素」は失われていきます。特に、ビタミン、ミネラル、食物繊維といった微量栄養素は失われます。

したがって、加工食でカロリーと栄養素を十分に摂っているつもりでも、実は体は栄養不足の状態であることも珍しくありません。加工食品を食べても食べても満腹感がなく、より食べたくなるという経験をお持ちの方も多いのではないでしょうか。加工食品をついつい食べすぎてしまうのは、このためです。

その② 添加砂糖、添加油の摂りすぎ

次に、その②「添加砂糖、添加油の摂りすぎ」です。厚生労働省によると、日本人が1日に摂るカロリーの平均は約1800キロカロリーとされていますが、現代の食生活では、1日に必要なカロリー量のうち、10~20%くらいを添加砂糖で摂っていると考えられています。しかし、推奨されている添加砂糖の摂取量は、1日約5%程度、すなわち、約100キロカロリーです。具体的には、25グラム、大さじ3杯弱です。この数字だけを見ても、現代人は添加砂糖を過度に摂取していることがわかると思います。

私は太っていた頃、大手コーヒーショップに行くと、チャイティーをよく注文していました。これにはなんと「大さじ3杯分」の「シロップ」が入っています。大さじ3杯のシロップは、１８０キロカロリーにもなります。推奨されている添加砂糖の1日のカロリー量１００キロカロリーを、たかだかお茶1杯で軽く超えてしまうことになります。

チャイティーと一緒に、私はドーナツもよく注文していました。これにも大量の砂糖が使われています。このドーナツに含まれている砂糖は約１５０キロカロリーです。これだけで、合計３３０キロカロリーです。

つまり、ちょっとお茶を飲んだりケーキなどを食べるだけで、私たちは添加砂糖を過度に摂取していることになります。

一方、自宅で和食などを料理するときのことを考えてみてください。肉じゃがや大根、カボチャなどを煮ようとするとき、砂糖をどれくらい入れるでしょうか。3〜4人分で大さじ2分の1杯程度か、せいぜい、入れても1杯くらいではないでしょうか。大さじ2分の1杯なら、15キロカロリーくらいにしかなりません。したがって、3食、砂糖が入った煮物を食べたとしても、5%という1日の推奨摂取量を下まわることになります。

私たち人類は、生きるために必要なカロリーが極端に不足する長い長い歴史を歩んできました。そのため、私たちが甘いものを求めるのは体の自然な反応で、高カロリーのものを食べるのは、いわば「ごほうび」として発達してきた経緯があります。しかし、おやつなどを毎日のように食べるのは、これだけ危険なことなのです。

添加油も同様です。ナッツや肉・魚などにもともと含まれている脂肪を食べ物ごと摂取する分には何の問題もありませんが、コーンや大豆から油として取り出した添加脂肪を食べると過剰摂取になります。

添加された油は、主に「アメリカから過剰に供給されている安いコーンが原材料」であることはご存知でしょうか。これは、人工的すぎるトウモロコシ産業が、アメリカの環境とアメリカ人の健康を破壊している実態を暴いた映画、『キング・コーン』に詳しく描かれていますが、これを観ると、私たちの生活の中に、知らず知らずのうちにコーン由来のものがあふれていることに気づきます。

清涼飲料水や加工食品にはコーン由来の果糖が使われていることが多いのですが、余ったトウモロコシは加工されてコーンシロップやコーンスターチ、ビールやバーボンになります。コーンシロップは現在、砂糖よりも多く使用され、糖尿病などの原因にもなっています。映画の後半では、清涼飲料水やジャンクフードの摂りすぎで糖尿病を発症したタクシー運転手も登場します。

これらは、非加工の油脂をナッツや肉類で摂取するより安く、かつ、おいしく感じられてしまうため、危険な食品です。

その③ 野菜・果物・精白されていない穀物の極度の不足

最後に、欧米型食生活の危険性③の「野菜・果物・精白されていない穀物の極度の不足」です。まず、野菜です。野菜は栄養があるため、体にいいことは誰でもわかっています。しかし、主に外食ではあまり摂取されない傾向にあります。それは、カロリーの割に価格が高いためです。事実、葉物にはほとんどカロリーがありません。根物もわずかです。こうしたカロリーが低いものをレストラン側が提供しても、一方の食べる側は満腹感を得られないため、敬遠されやすくなります。

安いお弁当を見るとよくわかりますが、栄養の豊富な「青い野菜」はまず入っていません。入っているのは、もやし、大根、玉ねぎ、ニンジンといった安い野菜ばかりです。また、青い野菜は日持ちがしにくく、また水分も多いために痛みやすいということから加工の過程で嫌われます。これでは、あえて意識的に色の青いものを中心とした野菜を摂ることを心がけなければ、野菜不足気味になるのは自然な流れです。

次は、果物です。「果物は太るから食べない」という人がいますが、これは本当でしょうか。果物の果糖は、さまざまな食物繊維やビタミンと同時に体内に摂取されるため、砂糖を単体で摂るよりは、余分なカロリーが残りにくいことで知られています。

また、「果物はカロリーが高い」ともいわれることがありますが、たとえば、バナナ1本で100キロカロリーあるかないかです。リンゴでもそれほど変わりません。前述したチャイティー1杯のカロリーを摂るためには、バナナ3本、リンゴ2個を食べなければなりません。このように、果物はいわれているほどカロリーが高いものではありません。また、そのときに得られる栄養価を考えれば、果物を食べたほうが圧倒的にいいことは言わずもがなです。でも、こうした言説に惑わされ、果物を敬遠する人も多いのではないでしょうか。

最後に、精白されていない穀物です。たとえば、精白された小麦粉と全粒粉の違いは、お米でいう精白米と玄米のそれと同じです。薄力粉、中力粉、強力粉と分類されている普通の小麦粉は、小麦の表皮や胚芽を取り除いて粉にしてあり、真っ白で食感がやわらかいのが特徴です。一方、茶褐色の全粒粉は、小麦をそのまま挽くため、胚乳や表皮、胚芽もすべて粉になります。その分、栄養があり、歯ごたえも出ます。

ここ数百年、先進国は穀物をわざわざ精白して食べるようになりました。そのほうが口当たりがよく、調理もしやすくなるからです。玄米を食べるときのことを考えてみてください。玄米を食べるには、半日～1日水に浸さなければならず、炊くときにも数時間かけてゆっくりと炊く必要があります。一方、白米は、浸す時間も含めて1時間以内で食べられます。玄米はいまでこそ人気も出て見直されている食材ですが、まだまだ白米中心の人が大半ではないでしょうか。

つまり、加工食品しかり、添加砂糖・添加油しかり、精白された穀物しかり、私たちは、より安く、より口当たりのよい食材を求め続けてきたということです。これが、私たちの肥満を招いています。たとえばホテルの食べ放題のビュッフェに行ってみてください。そこは、加工食品、添加砂糖や添加油が使われた食材、精白された穀物であふれています。そして、そういうものを食べている人のお腹は、ぽっこりしていることが多いのに気づくでしょう。

＊カロリー過多の、栄養不足

こうした欧米型肥満を招く食生活の問題は、次の言葉に集約されます。

カロリー過多の、栄養不足

私たちは「カロリーの摂りすぎ」で健康を害するばかりではありません。「体に必要な栄養素の不足」によっても健康を害するのです。「肥満」というのは、それを一番わかりやすい形で私たちに信号を送ってくれています。

たとえば白米です。白米は玄米と違い、よく噛まなくてもそのまま喉を通るため、ついつい食べすぎてしまいます。すると、血糖値が急激に上昇します。血糖値が急激に上昇すると、インシュリンの分泌も急激に促されます。食物を食べた後の血糖値の上昇のしやすさの指数に「GI値（グリセミック・インデックス）」がありますが、白米や白パンなど、GI値の高い食品は消化吸収が早く、食べてもすぐにお腹が空くことで知られています。空腹になって食べる、血糖値が上がる、またすぐに空腹になる……、このような悪循環が生まれることになります。

私たち人間は空腹を我慢するということができません。しかし、そのとき、間違った食べ物を体の中に入れてしまうと、いつまでたっても空腹感を埋めることはできず、どんどん太っていくことになるのです。

野菜の食べすぎで太った人がいるという話を聞いたことはあるでしょうか？
果物の食べすぎで太った人がいるという話を聞いたことがあるでしょうか？

逆に、油っこいものの食べすぎやお菓子の食べすぎて太ってしまったという話は頻繁に耳にするのではないでしょうか？　これらはみな、「カロリー過多の、栄養不足」が原因です。

＊N／Cレートの重要性

食の専門家は、カロリーと栄養素の関係を、

N／Cレート（エヌバイシーレート）

と表わしています。Nとは Nutrition ＝ 栄養素、Cとは Calorie ＝ 摂取カロリーのことで、食事にカロリー当たりどれくらいの栄養素が含まれているかを示します。

実は、この言葉を覚えておくと、ほとんどの人は「やせるための切符」を手に入れることができます。多くの人は、

毎日、どうやってカロリーを低く抑えようか

ということに頭がいっぱいで、「低糖」や「低カロリー」を謳《うた》った商品に目を奪われ、肝心の栄養価のことを忘れています。しかし、たとえば私たちが1日に摂取できるカロリーの範囲内で、いかにして栄養価の高いものを食べればいいのか、あるいは、たとえ十分なカロリーを摂取できなかったとしても、十分に栄養価の高いものを食べれば体は他の食べ物を欲しなくなることに私たちは気づく必要があります。

私を含め、多くの「ダイエットには熱心だけれども、なぜかいつもリバウンドしてしまって失敗する人たち」の共通点は、この、

カロリー神話にだまされている

ことに尽きると思います。カロリーを抑えることができれば、もちろん一時的にはやせることはできます。しかし、低カロリー食をずっと続けるのは不可能なので、そのような食生活は長続きしません。だから、「やせては太り、やせては太り」を繰り返し、自己嫌悪に陥るのです。

私も、カロリー神話にまつわるこんな失敗を何度もしてきました。たとえば、昼食の際、

６００キロカロリーくらいは食べてもいいよね

と自分に言い聞かせ、コーヒーショップやドーナツショップで砂糖たっぷりのコーヒーや紅茶を飲み、あるいはドーナツを１〜２個ほおばり、それをお昼の代わりにしていました。

確かに、カロリーだけでみれば、それらは６００キロカロリーくらいはあるでしょう。でも、そこには「栄養」と呼べるようなものは糖質しかありません。これでは栄養不足にならないわけがありません。もちろん、すぐにお腹が空きます。すると、夕食にどか食いすることでその空腹感を補うことになります。

いまから思えば、なんてバカなことをしていたんだろうと穴があったら入りたいくらいの

気持ちになりますが、こんなことを当時はよくやってしまっていました。こんな生活を続けていたら、体脂肪率がすぐに30%を超えるなんて当たり前でしょう。これでは、どんなに運動をしていてもやせるわけがありません。

＊微量栄養素の重要性

また、私たちは炭水化物、タンパク質、脂質など、カロリー換算がしやすい、わかりやすい栄養素ばかりに注目してしまいますが、実際にはビタミン、ミネラル、酵素、フィトケミカルといったような、カロリーはほとんどないけれども、私たちの体を上手に動かすのに必要な栄養素（＝微量栄養素）がたくさんあります。

たとえば、間食にドーナツを食べるのと、焼き芋を食べるのとでは、カロリーは同じくらいかもしれません。しかし、ドーナツには右のような微量栄養素はほとんどない一方、焼き芋にはそれが豊富に含まれています。

同じカロリー量であったとしても、焼き芋を摂ると、体は微量栄養素が得られたことで満足し、余計な空腹感が生じにくくなります。

『Eat for Health』（Joel, M.D. Fuhrman, Gift of Health Press）など、アメリカでも同様の主張をしている本はたくさんありますが、サプリからなどではなく、微量栄養素がしっかりと含まれた食品を中心とした食事をすることで、余計なカロリーを抑えることができます。また、このような食事を心がけていると、微量栄養素の入っていない食品は「ジャンクフード」だということが自動的に判別できるようになります。

すると、加工食品や必要以上の肉、乳製品、白い穀物などはカロリーの割には微量栄養素がほとんど入っていないため、それが太る原因であることも徐々にわかるようになってくるはずです。

この微量栄養素は、食品のパッケージの裏にある成分表を見ても表示されていません。書かれているのは、主にカロリーや脂質であるため、私たちもなかなか知ることができないのです。

ビタミンやミネラルとは違い、「フィトケミカル」については特に聞き覚えのない人も多いかもしれません。これは、植物中に存在する天然の化学物質のことですが、体に必須の栄養素とまでは明確に定義されてはいないものの、体によい影響を与えるとされています。

身近なところでいえば、トマトのリコペン、胡麻のセサミノール、大豆のイソフラボン、ほうれん草のルテイン、ぶどうのアントシアニン（ポリフェノール）など、その多くは果物や野菜の色素や辛味成分です。また、これらが体の酸化を防ぎ、抗がん作用があるという疫学研究も進んでいます。私たちがせっせとウコンや胡麻のサプリを摂るのも、このフィトケミカルの成分が効くと考えられているからです。

もっとも、このフィトケミカルは加熱や加工に弱く、工業化されるとほとんどなくなってしまうと考えられるため、いかに生に近い形で食べるかということが重要です。そのため、ローフード（加工されていない食材を用いた食品、あるいは食材を極力、生で摂取する食生活のこと）のようなカテゴリーの食べ方が進んできています。一方、1種類だけのフィトケミカルの摂りすぎは体に悪影響を与える可能性があるとも考えられています。特にサプリメントの場合は過剰摂取のおそれがあります。そのため、日常の食事を、

なるべくカラフルにすること

で補っていくことがバランスがよいとされています。

朝日新聞デジタル：７色野菜で老化予防　フィトケミカル「第７の栄養素」
――元気のひけつ――アピタル（医療・健康）
http://www.asahi.com/health/hiketsu/TKY201206180159.html

いずれにしても、カロリー神話から脱却し、「N／Cレート」のよい食品、特に微量栄養素を含んだ食品を食べるようにすれば、ほとんどの肥満の問題は解決してしまうのです。

「カロリー」から「N／Cレート」へ

このパラダイム転換だけで、私は20年間にもわたる軽肥満の問題から軽々と抜け出すことができました。これを理解すれば、きっと多くの人が私と同じように長年の悩みから解放されることでしょう。

なお、この微量栄養素の重要性と摂取のための実践については、第２章で改めて詳述します。

＊運動は、たまに行くスポーツジムより、毎日動く・歩く習慣のほうが重要

ここまで、私自身の経験を交えながら、太る原因、欧米型食生活の問題点、そして、N／Cレートという重要な視点を紹介してきました。

次に、運動というもう一つの重要な視点を考えていきましょう。

スリムな体型を維持している人たちに、「何か特別な運動をしているんですか？」と聞くと、その多くが、

いえ、特別な運動は何もしていませんよ

と答えます。一方、スポーツジムに行くと、「やせる前」の私のように、ハードなトレーニングや有酸素運動に励んでいるにもかかわらず、お腹がぽっこりと膨らんでいる人を多く見かけます。これはいったいどういうことでしょうか。それは、

基礎代謝＋日常的な活動量

を上げない限り、

不定期の運動は焼け石に水

だということです。

私がやせるきっかけとなった一つにロングブレスダイエットがありますが、このロングブレスダイエットは、日々、しっかりとした深い呼吸をすることで体幹を整える訓練法です。

これによって基礎代謝が増え、日常的な活動量も増すことが、やせることにつながります。

たとえば、日々の運動で基礎代謝が１日50キロカロリー増えたとしましょう。すると、１ヶ月では１５００キロカロリー（50×30日）、１年では約１万８０００キロカロリー（50×３６５日）になります。もし摂取カロリーが同じだと仮定すると、一般的に１キロの体重を減らすには７０００キロカロリーのエネルギーの消費が必要とされているので、１８０００÷７０００、つまり1年間で約２・５キロやせる計算になります。

他方、1週間に一度、スポーツジムで200キロカロリー程度の運動をした場合はどうでしょうか。これでは、1回の運動がたとえハードなものであったとしても、1年間でやせるのはせいぜい1キロちょっとにしかならない計算になります。

また、スポーツジムでの運動は楽です。エアコンが完璧に効いている中で、休み休み、適当に体を動かせばいいのですから。快適な空間では時間もすぐにたってしまいます。そこで少し汗を流すと、

ああ、いい運動をしたな

と勘違いしてしまいます。運動の後というのは喉が渇いたりお腹が空いたりするので、甘味の強いスポーツドリンクをガブ飲みしたり、「運動したから大丈夫」という安心感からいつもよりたくさん食べてしまうことになります。これでは、せっかく運動しても元の木阿弥です。「不定期の運動は焼け石に水」だと述べたのは、この理由からです。

もちろん、スポーツジムでの運動を否定しているわけではありません。私も、3つのスポーツジムに通って体を動かしています。ここで問題にしているのは、たとえそれがハードな

ものであっても、１週間に1回程度の運動ではあまり効果がないということです。

日常的な活動量を増やすには、よく歩くことが最も有効な方法です。日本人が１日に摂るカロリーの平均は１８００キロカロリーだと前述しましたが、日常生活で消費するカロリーはこれより１００〜３００キロカロリー少ないと指摘されています。したがって、余ったカロリーを消費するために推奨されているのが、「１日１万歩」です。この歩数は、生活習慣病を防ぐのに効果的と言われています。１日１万歩以上歩いている人で、肥満体型の人はほとんどいないのではないでしょうか。

私がなかなかやせることができなかったのは、歩かなかったからです。歩数計をつけてみて初めてわかったのですが、自転車やバイクで移動するような毎日を送っていると、歩数はせいぜい、１日に２０００歩程度にしかなりません。バイクに比べれば、自転車はカロリーの消費に貢献しますが、それでも、自転車は1キロメートルで10キロカロリー程度、20キロメートル走っても２００キロカロリー程度です。これでは、カロリーの消費量はたかが知れているというものです。

太っている人の共通点は、ここにあります。すなわち、

太っている人は、ハンパなく、歩いていない

のです。そして、「歩かないからますます太る、太るからますます歩かなくなる」という悪循環に陥ります。実際、私はいまマンションの2階に住んでいますが、太っていた頃は、1階に行くにも、地下1階の駐車場に行くにもエレベーターを使っていました。冗談抜きで、

- **太っていると、太ももが擦れ合う**
- **太っていると、出っぱったお腹が邪魔になる**
- **太っていると、10分歩いただけで、息が切れる**
- **太っていると、腰が痛くなってくる**

のです。

＊運動の常識も考えよう

「インナーマッスル」「アウターマッスル」なんていうものは存在するのか？

さて、基礎代謝を上げ、太りにくい体を作るための筋肉についてよく話題にのぼるのが、

インナーマッスルを鍛えよう

というものです。では、私たちの筋肉には本当に

・インナー
・アウター

という区分があるのでしょうか？

結論から言うと、実はありません。筋肉は筋肉です。「ここからがインナーマッスルで、

ここからがアウターマッスルだ」などというのは、表面の大きな筋肉と内側の小さな筋肉を便宜上、分けて呼ぶようになっただけです。

インナーマッスルとは何か？

http://www.i-muscle.net/basic/010_whatis.html

もちろん、両方の筋肉を必要に応じて鍛えるに越したことはありません。ここで重要になるのが、「何のために筋肉を鍛えるか」ということです。目的意識もなく筋肉を鍛えても、あまり意味はありません。これは、目的なくストレッチをして、開脚ができるようになっても仕方がないのと同様です。

自分の体を自由に動かせるようになりたい、といった何らかの目的のために必要な筋肉を鍛えることが大切です。ただ単に筋肉を伸ばしたい、ただ単に筋肉を肥大させたいというのはトレーニングのためのトレーニングです。これでは、長続きしないどころか、少しでもトレーニングをサボると体はあっという間に元に戻ってしまうことになります。

そうではなく、日常的に私たちがよく行う動作——たとえば、座っているときにしっかりと股関節を立たせて腰に負担をかけないようにするとか、歩くときにしっかりと足全体を使って歩くとか――そういった筋肉の使い方をしたほうが、よほど実用的な筋肉の鍛え方になります。こうした考えについては、次の本が参考になります。

・『「骨盤おこし」で身体が目覚める――１日３分、驚異の「割り」メソッド』
（中村考宏、春秋社）
・『ウォーキング考――最短距離で最大効果を生み出す「正しい歩き方」』
（デューク更家、角川ＳＳコミュニケーションズ）

「ハレの日」と「ケの日」という表現がありますが、食生活と同様、運動についても、非日常的な「ハレの日」だけを意識してもあまり意味がありません。それよりは、ふだんの日常生活、つまり「ケの日」における姿勢や呼吸や筋肉の使い方を意識しなければ、運動の効果も半減してしまうのです。

＊栄養サプリメントは安全か、危険か

運動に関連する話題として、最後に栄養サプリメントについて触れておきましょう。

よく運動をしている人は、「体にいいもの」として栄養サプリを積極的に摂っていると思います。しかし、栄養サプリは実は危険なものです。食べ物から普通に栄養を摂るときは、食べられる量に限界があるのでそれほど問題は生じませんが、栄養サプリの場合、いくらでも摂取することが可能です。いくら体にいいものであったとしても、何か特定のものを過剰に摂取し続けるというのは健康被害を招きやすくなります。

私が聞いた実例に、次のような話がありました。これらはすべて、「当事者」から聞いたものです。

その① 全日本クラスの自転車の選手がマルチビタミンを積極的に飲んでいたら、体がまったく動かなくなった。そこで医者に駆け込み、「体が動かなくなりました」と相談したところ、過去にも同じような症例があったらしく、その話は医者にしてい

ないのに、「もしかして、マルチビタミンを飲んでいませんか？」と聞かれた。

その②「体にいいから」と、カルシウム不足に備えてカルシウムの補助剤を過剰に飲んでいたら、骨の側にカルシウムの塊ができて手術で除去する羽目になった。

その③プロテインをサプリで過剰に摂っていたら、腎臓を痛めた。

その④コラーゲンのサプリを積極的に摂っていたら、30代前半で乳がんになった。

④の乳がんについては、『乳がん患者の8割は朝、パンを食べている』（幕内秀夫、ジービー）、『乳がんと牛乳』（ジェイン・プラント、佐藤章夫訳、径書房）などに、より詳しい話が載っていますが、乳がんや前立腺がんは「先進国病」のうちの一つです。これらのがんは、健康に気を遣っている人ほどかかりやすいという指摘をしている専門家もいます。

これらの例に見られるように、サプリメントを過剰に摂取するのは危険だといえそうです。もちろん、過剰に摂取さえしなければ一定の効果はあるでしょう。しかし、自分にあったサプリの適量はどれくらいなのか、それを判断するのは素人には難しいことです。したがって、その弊害を熟知しながら利用方法を吟味する姿勢が大切でしょう。でも、できることなら、サプリを摂取しなくてもいいような食生活を心がけるのが大事なのではないかと思います。

＊なぜ、こんなに簡単なことが広まっていないのか

さて、私は、「やせる!」ことに取り組み始めてから、やせるために必要な、

・N／Cレートのよい食生活にすること
・適度な運動を日常的に行うこと

という、ごくごく簡単な〝王道〟がなぜ広まっていないのか、不思議でたまりませんでした。そこで、メディア関係者にその理由を聞いて回ったところ、それは、

地味すぎて、メディア価値がない

というのが一番の理由であることに気づきました。確かに、

野菜や果物をたくさん食べて、たくさん歩きましょう

といった特集をテレビや雑誌で組んだとしても、センセーショナルさに欠け、なかなか人の気を引くことはできないのかもしれません。また、

それができないで悩んでいるのだから、
ショートカットする方法を教えてほしい

という声も聞こえてきそうです。だから、そうした欲望への合わせ鏡のように、「○○を飲むだけでやせる」とか「○○を体に巻くだけでやせる」とか「○○に乗るだけでやせる」とか、そのような

易行《いぎょう》（仏教用語で「行いやすい修行」の意味）

を謳う商品やサービスが後を絶たないのです。これについては、『健康のトリック——見

てはいけない健康テレビ番組』（三好基晴、花書院）などの本を読んでみてください。健康情報の多くが、一部の研究成果を曲解、あるいは誇張しているものであることがわかります。

＊二転三転する学説

私が本書を執筆するにあたって読んだ食や健康、運動に関する本は軽く１００冊を超えます。インタビューをした専門家も、何十人にものぼります。でも、本を読めば読むほど、専門家に話を聞けば聞くほど、

私たちの体については、わかっていることと、わかっていないことがある

ということを身に沁みて感じています。食生活についても運動についてもさまざまな研究が進み、昨日までは主流だった説が今日には亜流になっていることも珍しくありません。もちろん、

・ケースコントロール研究（同じ条件で、一部違う要素のある人たちを比較する研究）
・コーホート研究（一定の集団を年代を追って長期間比較検討する研究）
・介入研究（同じ条件で、何らかの介入を行った群とそうでない群を比較する研究）

などによって、健康や食生活に関しては一定の分析が進んでいます。しかし、たとえば塩分の摂りすぎは高血圧を招くという定説は最近の研究ではひっくり返されているように、何が正しくて何が正しくないのかということについては、それを構成する要素が複雑すぎてわからないことが多々あります。脂肪の摂りすぎが万病の元と言われていることについても同様です。近年、脂肪摂取の割合はどんどん下がっていますが、生活習慣病は一向に減る気配はありません。したがって、この定説も最近では疑われ始めています。

＊肉食は是か非か

肉食も同様です。１９７０年代にアメリカで、マクガバン上院議員を委員長として政府主導の下で行われた「マクガバンレポート」と呼ばれる、「食事（栄養）と健康・慢性疾患の関係」についての報告があります。これは、当時のアメリカでは肥満を中心とした生活習慣病が蔓延し、医療費の増大が政府の大きな課題となっていたことから進められた医療改革の一環です。

上院に設置された「栄養問題特別委員会」は次のような「食事改善目標」をアメリカ国民に示しました。

①でんぷん質を、現在のカロリーの46%から55~60%に引き上げなさい。
②脂肪分は、現在のカロリーの約40%から30%に減らしなさい。
③動物脂肪も植物脂肪も減らすが、それは前者がカロリーの10%、後者が20%になるようにして1対2の割合にしなさい。
④コレステロールを1日300ミリグラムに減らしなさい。
⑤砂糖消費は40%減らしてカロリーの15%までにしなさい。
⑥塩の摂取も50~85%減らし、1日3グラムにしなさい。

これは飽和脂肪酸が過多のアメリカ型の食生活に対する警鐘ですが、この報告は畜産業界や砂糖業界から大変な非難を浴びました。この報告書については、日本でも『アメリカ上院栄養問題特別委員会レポート　いまの食生活では早死にする――自分の健康を守るための指針』（今村光一抄訳・編、経済界）という題で刊行されています。

また、アメリカでベストセラーとなったT・コリン・キャンベル博士の『The China Study』（前述）といわれる、中国を中心とした疫学調査についても議論が沸騰しました（邦訳名は『葬られた「第二のマクガバン報告」』〈上・中・下、T・コリン・キャンベル、トーマス・M・キャンベル、松田麻美子訳、グスコー出版〉）。その中で特に全米的な議論になったのは、

・ホールフード
・プラントベース

と呼ばれる考え方のうち、後者でした。

ホールフードとは、なるべく加工されていない状態の食品を、そのまま丸ごと食べようという考え方です。これは、先ほど例に挙げたローフードと近い考え方ですが、これについては大きな異論はありませんでした。

一方、プラントベースとは植物性食品中心の食事のことを指しますが、チャイナ・スタディではさまざまな実証研究から、なるべく動物性の食品を摂らないことを推奨しました。そのことが、アメリカの大きなロビイング団体の一つである酪農業界と真っ向から対立したため、「肉食は本当に体に悪いのか」ということが議論になったのです。

結論は出ていません。なぜなら、

・肉の食べすぎが体に悪いのか
・野菜の極度の不足が体に悪いのか

その明確な区別がつけにくいからです。

ドイツでも似たような研究が行われたことがありますが、「肉を食べすぎている人」「肉をまったく食べない人」「少量の肉を食べる人」では、少量の肉を食べる人が最も健康であるという結果も出ています。確かに、肉の食べすぎ、すなわち動物性タンパク質の摂りすぎは体調を崩す原因になります。ただ、肉をまったく食べないと、ビタミンB_{12}が不足することになるので、これも体調を崩す一因になるでしょう。

肉食については、反対派、賛成派、それぞれの立場から書かれた本を読んでみることをお勧めします。なお、私自身は、平均して１日50グラムを越えない程度の肉や魚は食べています。

・肉食反対派：『わたしが肉食をやめた理由』（ジョン・ティルストン、小川昭子訳、日本教文社）
・肉食賛成派：『肉食のすすめ』（柴田博、経済界）

他方、「食物酵素」についても議論が分かれています。一部の専門家は、食べ物を48度以上に加熱すると、食物酵素が破壊されて健康に悪いとし、加熱を極力避けた「ローフード」による食生活を強く勧めています。

・『医者も知らない酵素の力』（エドワード・ハウエル、今村光一訳、中央アート出版社）
・『ローフード――私をキレイにした不思議な食べもの』（石塚とも、グスコー出版）

一方、他の専門家は、ローフードに含まれるビタミンやフィトケミカルの効力はもちろんあるものの、酵素はしょせん、タンパク質として胃腸で分解されてしまうため、「食物酵素」の効用そのものに対して懐疑的であり、また、加熱しない食品だけを食べることは栄養不足になりやすく、さらに衛生面でも問題があり、消化する際に負担をかけすぎると反論しています。

「ローフードダイエット」を科学的な視点で斬る
http://www.hbrweb.jp/news/2407

＊「不自然さ」が私たちの体を破壊する

ここまでの話からわかるのは、結局、特に食べ物について重要な鍵となるのは、

食べ物と、調理方法の多様性

です。

私たちの食生活の問題は、Ｎ／Ｃレートの悪い加工食品、添加砂糖、添加油の摂りすぎなどにその一端がありますが、それと同時に、食べ物の多様性が失われていることも問題です。たとえば穀物一つとってみても、以前の日本では雑穀が中心の食生活でしたが、現在では、精白された白い米や小麦粉を中心とした食生活になっています。

糖分も、以前はさまざまな食べ物から摂取していましたが、現在は砂糖か、コーンシロップからしか摂りません。油もコーンか大豆ばかり。野菜も、食べているのはジャガイモ、ニンジン、玉ねぎといった、安く栽培できるものが中心です。

さまざまな食糧は、すべて、毒にも薬にもなるものです。でも、同じものを食べ続けるのは「毒」になりやすく、健康被害を高める可能性があります。そして、私たちの食生活は、最も生産効率のよいものに偏ってしまったため、多様な食生活が奪われているのです。

私たちの食生活というのは本来、自然と共生する形で、私たちが食べたものが排泄されて土に返り、そこで植物や動物が育ち、また私たちが食べて……といったように、自然の連鎖の中で育《はぐく》まれてきました。しかし、そこに農業という、食物連鎖を破壊するような巨大産業が興ったことで、人口肥料や農薬といった不自然なものが生まれ、私たちの生活を脅かすようになっていったのです。

つまり、自然から離れれば離れた生活を送るほど、私たちの体は脅威にさらされていくということです。

［第２章］

「やせる！」ための３本柱

――食生活、運動、そして時間管理の現実的な改善方法

＊食べ物、運動、そして、それをコントロールするための時間が必要

さて、ここまで読み進めてきて、「こうしよう」と思ったとしても意外にひっかかるのが、

では、具体的にはどうすればいいの？

ということだと思います。世の中にあふれかえっているダイエット本は手を替え品を替え、「どうすればいいの？」に答えようとするものですが、その多くは木を見て森を見ない傾向にあります。やせるためには極端に走らず、次の３つの柱を生活の軸に置くのが重要です。

①食生活の改善
②適度な運動
③正しい生活習慣を作るための時間管理

本書で特徴的なのは、柱の一つに、３つ目の「時間管理」を置いたことです。
私は、「やせる！」というのは、

ワークライフバランスを取り戻す

ことと同義だと考えています。私たちはワークのほうにあまりに偏りすぎると、ライフのほうに時間を配分できなくなり、食生活・運動・睡眠などの生活リズムが崩れ、肥満への道を転げ落ちていくことになります。そして、時間がないからこそ、「易行」を求めて安易な方法に走り、「ああでもない、こうでもない」とさまようことになります。しかし、やせるために一番必要なのは、実は自分への十分な時間投資なのです。

では、これからこの３つの柱について順番に説明していきましょう。

＊１本目の柱　「食生活の改善」――微量栄養素主義（Nutritarian）の勧め

日本では山田豊文氏、アメリカではファーマン博士などが、ここまで説明してきた

N／Cレート（N：Nutrition＝栄養素、C：Calorie＝摂取カロリー）

に基づく食生活の改善を強く勧めています。繰り返しますが、N／Cレートは、食事にカロリー当たりどれくらいの栄養素が含まれているかを示す物差しです。特にファーマン博士は、2万以上の肥満や食生活に関する文献をレビューし、何千人もの肥満のカウンセリングにあたってきた医師です。彼は、

Health＝Nutrition / Calorie

だと言い切っています。そして、このN／Cレートを常に意識しながら食事する人々のことを、

Nutritarian（ニュートリタリアン）

と、前述した『Eat for Health』の中で名づけています。これは日本語では、

微量栄養素主義

といったニュアンスになるでしょうか。菜食主義やローフード、あるいは糖質制限ダイエットがなぜ効果的かというと、実は、この「微量栄養素主義」の概念、すなわち、

・菜食主義が一般的に健康なのは、「お肉」をただ単に食べないからということではなく、「肉の代わりに、よりたくさんの野菜や果物」を食べていることにある。

・ローフードを志向する人たちは、「ローフードは野菜や果物の比率を極端に高める」ため、健康になる。

・糖質制限ダイエットは、食べ物の中で最もN／Cレートの悪い糖質を控えることになる。その分を、タンパク質を含むN／Cレートのよいもので代替することによって健康になる。

から一貫した説明がつきます。

私たちは、この「微量栄養素主義」という新しい価値を得ることで、今後、何を食べればいいのか、何を食べなければいいのかが自ずとわかってくると思います。

私たちがまず第一に知るべきことは、「H＝N／C」であり、「微量栄養素主義」という新しい概念です。

これさえ理解していれば、世の中である一定の効果を上げているダイエット法は、すべてこの要素を取り入れているということに気づきます。

「リバウンド」がなぜ起こるのかということについても、ダイエット後に、

・加工食品
・添加砂糖、添加油
・精白穀物

を摂取する生活に戻ってしまうからなのです。

ダイエットの後も、「H＝N／C」さえ理解していれば、元の体に戻ることはないでしょう。

＊微量栄養素主義の「食材費」に対する考え方

「微量栄養素主義（Nutritarian）」になろうとしたときに壁となるのが、生活費の中で「食材費」の割合が高まるということです。

加工食品や精白砂糖が出回るのは、カロリー単価が圧倒的に安いためです。一方、１日の摂取に必要な栄養素をそれら抜きで摂ろうと思うと、その分、野菜や果物、豆類、海藻類、キノコ類などをたくさん食べなければならなくなります。

たとえば、加工食品や精白砂糖を使って家で自炊したときの食材費は、夕食で一人あたり２００～３００円くらいで済むと思います。パンと目玉焼き、牛乳にソーセージといった朝食なら、もっと安くなるでしょう。

ところが、微量栄養素主義を目指すとなると、たとえばほうれん草１束で１５０円、トマト１つで２００円、リンゴ１つで２００円、ぶどう１房で５００円と、１食、一人あたり平気で１０００円を超えることも稀ではありません。頑張って抑えたとしても、やはり５００円くらいはかかってしまうでしょう。

もちろん、ほうれん草やトマトではなく、ジャガイモ、玉ねぎ、ニンジンといった安い野菜もあります。しかし、残念ながらこういった野菜類は、割高な野菜類と比べるとN／Cレートがよくないのです。

では、現実的にどう解決すればいいのでしょうか。私は2つの方向性があると思います。一つは、栄養素が多く含まれた割高な野菜類にかける予算を、お酒代、サプリ代、医療費から持ってくることです。逆説的な言い方になりますが、N／Cレートのよい食事をしていれば、この3つは激減するようになります。

もう一つは、同じレベルの食材を、より安く手に入れる方法を考えることです。「生産地の近くで暮らす」というのも一つの方法でしょう。あるいは、高まる食への関心から、最近人気の市民農園を借りて自分で野菜類を作るというのも一つの方法でしょう。

とはいえ、「それは現実的には難しい」と考える人も多いでしょう。でも、考え方次第です。たとえば閉店間際のスーパーマーケットでは、野菜も果物も見切り品がたくさん出ています。そういったものを手に入れようと意識を少し向けるだけでも変化が訪れます。

最近では、農作物の宅配や無農薬野菜にも注目が集まっています。ただ、私はそれらをあまり強くお勧めしません。なぜなら、それらは量や値段が現実的ではないからです。1日にフルーツを4種類、青菜を2種類以上、その他の野菜を3種類以上食べるとした場合、1週間に1度しか配達されないのでは量が足りません。一方、無農薬野菜の値段の高さについては言うまでもないでしょう。

「でも、スーパーの野菜では農薬が気になって……」と思う人も多いかもしれません。しかし、農薬については、農作物そのものが本来持っているさまざまな成分（自然農薬）のほうが、その後に付加される、認可された農薬よりも発がん性が高いという研究結果も出ています。その意味では、無農薬の野菜を無理して探すよりは、スーパーで売られている野菜を摂るほうが健全だともいえるでしょう。

この辺りの情報については、松永和紀さんの次の著書に詳しく書かれています。

・『食の安全と環境――「気分のエコ」にはだまされない』（日本評論社）

もちろん、一般的に流通しているすべての食材に問題がないということではありません。したがって、無農薬野菜を推奨する人たちの意見も参考にして判断したほうがいいでしょう。

次の本がその代表例です。

・『ほんとの野菜は緑が薄い』（河名秀郎、日本経済新聞出版社）

食べ物に関する本は極端な内容の本であふれています。どちらかに偏りすぎることなく、双方の意見を聞いて自分なりに判断する姿勢が大切です。

自分で判断するということは、ある意味「賭け」と同じことです。どの内容が信頼に値するのか、そこから何を取捨選択するのか、そのための勉強を怠らず、自分なりの目を養っていくことが大切です。

＊「まごわやさしい」料理を作ろう

私がN／Cレートを学ぶ際に最も参考にしたのは、次の本です。

・『マンガ　読んだらヤセる本』（山田豊文監修、ミイダチエ作画、トレンド・プロ制作、サンマーク出版）

この本では、主人公が「小デブ」の状態から、N／Cレートのよい料理、より具体的には、「まごわやさしい」の各文字を頭文字とする食材を多く含む料理を食べることできれいにやせ、自信を取り戻し、まわりと調和していく様子が描かれています。

さて、この「まごわやさしい」料理とは何でしょうか。これは、多くの専門家が提唱する、おいしく、体にやさしく、病気を防ぎ、健康的に長生きできる料理を指します。

それぞれの頭文字は、次の食品を表わします。

ま……豆類
ご……胡麻などの種実類
わ……わかめなどの海藻類
や……野菜類
さ……魚介類
し……しいたけなどのキノコ類
い……芋類

これを一度覚えると、ほとんどの栄養指導書にはこのことに説明が費やされていることに気づきます。これらは、食物繊維やビタミン、フィトケミカルやオメガ3などの微量栄養素をたっぷり含み、カロリーもあまり高くなく、かつ、おいしい食材ばかりです。

毎日3食、この「まごわやさしい」料理を食べると驚くほど体脂肪率が減り、筋肉が増えていきます。

私は以前からよく運動をするほうでしたが、運動しても体脂肪率はそれほど下がらず、筋肉もそれほどどつきませんでした。

ところが、この「まごわやさしい」料理を自分で作って食べるようになってから、体脂肪率がジリジリと減り、逆に筋肉は増えていきました。

この料理、字面だけを見ると「そんなにおいしくないのでは?」と思う人も多いかもしれません。しかし、自宅でこの「まごわやさしい」料理を振る舞うと、みなさん、次のような感想を述べられます。

・もっとまずいと思っていたけど、素材の味が活きていて、本当においしい

・見た目より量も多くて、お腹もいっぱいになる
・食べ続けることができれば、確かにやせそう

そうなのです。この「まごわやさしい」料理は素材が活かされ、バリエーションが豊富で、お腹もいっぱいになる料理なのです。そのため、空腹を我慢する必要もなくなります。空腹を我慢する必要がなくなれば、精神的にも楽になり、長続きします。

「そうはいっても、なかなか続かない」とため息をつく人が多いのも確かです。その代表的な理由に、

自炊していない、自炊していても、そこまでの手間ひまはかけられない

というものがあります。

これは誤解です。「まごわやさしい」料理を作るには、１日１時間もあれば十分なのです。ふだんのご飯の支度とほとんど変わりません。また、料理に慣れていない人でも、１～２ヶ月もすれば必ずできるようになります。だから、「なかなか料理する時間がなくて……」と

ため息をついている人でも比較的無理なく始められます。
私は、時間がないというのが問題ではなく、

やってみようという意志

の問題だと思っています。
まずは、実際に試してみてください。きっと、その効果に驚くことでしょう。

＊私の定番メニュー

次のメニューは、これまで私が試行錯誤を繰り返してきた「まごわやさしい」料理の最近の定番です。

1. 発芽玄米ご飯、または、ゆっくり炊いた玄米
2. 具だくさんの味噌汁、または、ゆっくり煮たスープ

3. 豆のおかず、または魚
4. 根菜類のおかず（加熱中心、キノコ類とともに）
5. 葉物系のおかず（非加熱中心、フルーツとともに）

という組み合わせです。それぞれの調理時間は10分もかかりません。この5つの組み合わ

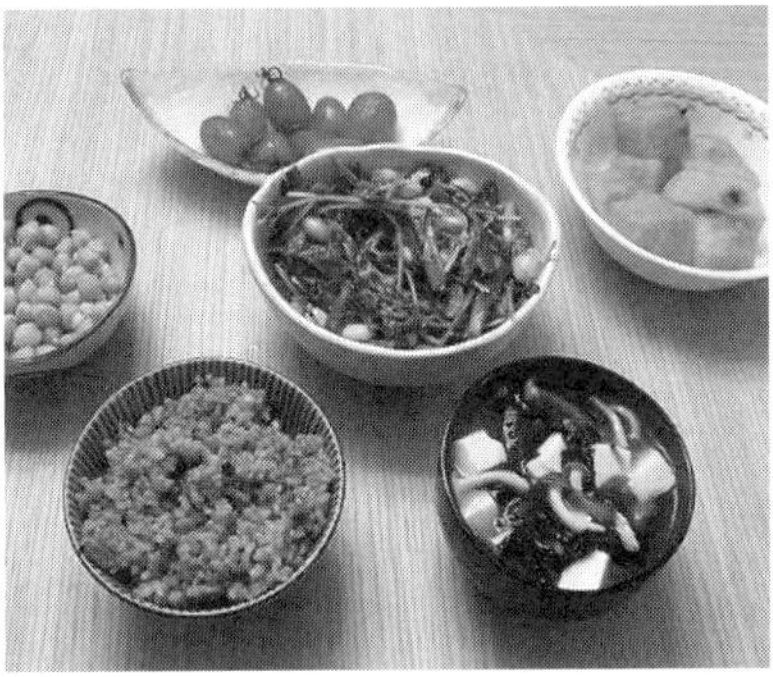

ニラ・豆苗・大豆の蒸し物、具だくさんの味噌汁、プチトマト、ひよこ豆、雑穀入り玄米ご飯、そしてスイカ。「まごわやさしい」料理は、おいしく、体にやさしい

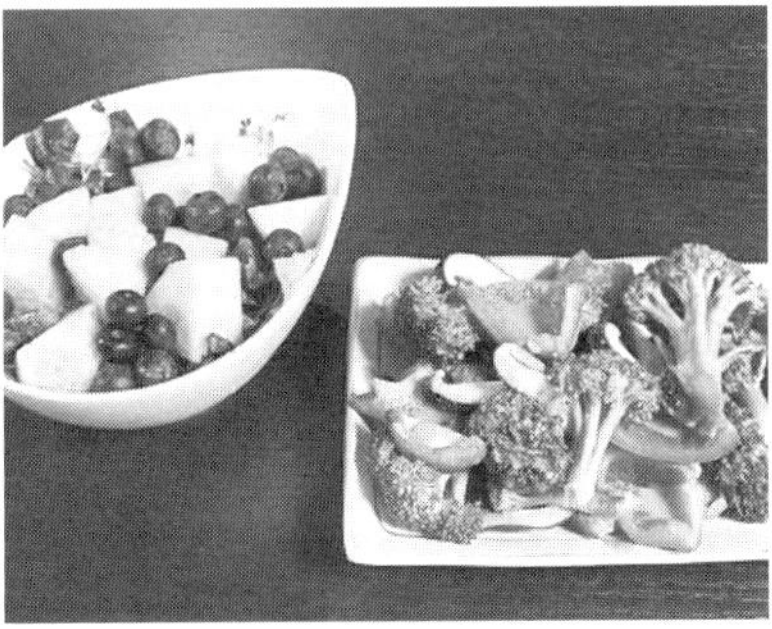

みずみずしいサラダとフルーツも、あっという間に完成

せは手軽なので、一度慣れてしまえば楽なものです。

もちろん、必ずしも自炊できる人ばかりではないでしょう。そのような方々には、こういったものをコンビニやファミレスで手に入れるテクニックも必要になります。

たとえばコンビニでは、五穀米や雑穀米、あるいは発芽玄米が売られています。具だくさんの味噌汁はカップで売られています。魚については日本はメニューが豊富で、どこで食事しようと困ることがないのはみなさんもよくご存じでしょう。

野菜のおかずも同様です。野菜中心の食事をしていない人は気づきにくいかもしれませんが、コンビニでもファミレスでも、野菜のサイドメニューは豊富に用意されています。

また、東京には「まごわやさしい」という名のお店もあります。

健康和食　まごわやさしい

http://tabelog.com/tokyo/A1314/A131402/13126096/

「まごわやさしい」をテーマにした本も出ています。

・『奥薗流・まごわやさしい健康料理』（奥薗壽子、文化出版局）
・『マ・ゴ・ワ・ヤ・サ・シ・イ　レシピ』（山田豊文監修、ブティック社）

私が主宰する「勝間塾」のコミュニティでも、「まごわやさしい」料理の自炊が流行り出しています。これまで料理にはさほど熱心ではなかった人も、ちょっとしたコツを得ることで自炊の回数が増えているようです。

「まごわやさしい」を実践すると、2ヶ月で3キロやせるのはあたりまえ、中には16キロもやせたという人まで現われました。つい先日も、選択理論心理学の勉強のために、勝間塾のメンバー8人と北海道の北見で2泊3日の合宿を行ったのですが、「まごわやさしい」料理を中心に食卓を囲んだところ、「おいしい！　おいしい！」とバクバク食べていた一人が、「こんなにたくさん食べたのに、体重が0・5キロも減った！」と驚いていました。

＊精白された白米ではなく、玄米を食べよう

「まごわやさしい」料理の中で毎日欠かせないのが、精白されていない状態のお米である玄

米と、おいしいお味噌汁です。

まず、玄米の炊き方です。「玄米はまずい」「玄米は、ぼそぼそしているので食べにくい」と思っている人も多いでしょう。それは勘違いです。おいしい玄米は、白米より味わい深いお米です。では、「玄米がまずい」と思っている人が多いのはなぜでしょうか。それは、

① もともとの玄米がまずい

② 調理方法に問題がある

ことが挙げられます。まず、①です。玄米は、減農薬、または無農薬のものをお勧めします。スーパーや生協ではなかなかいい玄米が手に入らないので、私は玄米をネットで買っています。お勧めはこちらのサイトです。

玄米づきの店　米友人《マイフレンド》

http://www.rakuten.co.jp/mai-friend/

被災地へのささやかな応援として、私は放射線検査済みの福島産の玄米を買っています。本当においしい玄米を自宅で振る舞うと、みなさん、それまで味わってきた「玄米ご飯」とのあまりの違いにびっくりします。

次に②の調理方法です。みなさんは玄米をどのように炊いているでしょうか。一般的な炊飯器の「玄米モード」で炊いていないでしょうか。この方法では玄米の本来のおいしさを引き出すことはできず、ぼそぼそとした固い玄米ご飯になったり、水分を多めにした場合には、べちょっとした、やわらかい玄米ご飯になったりしてしまいます。

大事なのは、この玄米の炊き方です。白米と比べて固い玄米は、何らかの方法でやわらかくする必要があります。具体的には、次の２つです。

方法①　お釜をよいものにする
方法②　発芽玄米にする

私は①と②の両方を併用しています。

まず、方法①です。最新型の炊飯器であれば、象印なら「玄米活性」、タイガーなら「玄米GABA増量」といったモードがついています。この機能は、たとえば5時間など、時間をゆっくりとかけて玄米を炊くモードです。このモードにすると、固い玄米の殻もやわらかくなり、甘くておいしい玄米が炊きあがります。

また、圧力鍋を使うと、玄米をあっという間にやわらかく炊きあげることができます。圧力鍋は後ほど詳述しますが、パナソニックの電気圧力鍋がお勧めです。普通の圧力鍋の場合、火加減を微妙にコントロールしなければなりません。一方、電気圧力鍋の場合は放っておいてもおいしいご飯を炊くことができます。ちなみに、この電気圧力鍋はもともと、玄米をよりおいしく炊くために開発されたそうです。

次は、方法②の発芽玄米を作る方法です。これは、炊飯器の買い替えを躊躇《ちゅうちょ》している方にお勧めです。玄米は、水につけて一定温度に保っていると発芽します。室温なら数日、35度に保つことができれば1日で発芽します。発芽すると栄養価が上がり、まわりもやわらかくなります。こうすれば、白米モードでも炊けるようになります。

ただ、発芽玄米は、特に夏場は5時間から半日おきに水を取り替える必要があります。そうでないと雑菌が繁殖しやすくなり、文字通り、

くさ〜〜〜い飯

に炊きあがってしまうので注意してください。私は「発芽美人」という、発芽専用の銅製のお釜（発芽玄米器）を使うことで、くさ〜〜〜くなるのを防いでいます。

発芽玄米は買うこともできます。ただ、市販のものはやや割高で、ぼそぼそとしているのでさほどおいしく感じませんが、とりあえず試してみたいという方は買ってみるのもいいでしょう。また、玄米には発芽玄米だけでなく、三分づき、五分づきのものもあります。お米屋さんに行けば、仕上げてくれるでしょう。三分づきでも、白米モードでやわらかく、おいしく炊きあげることができます。

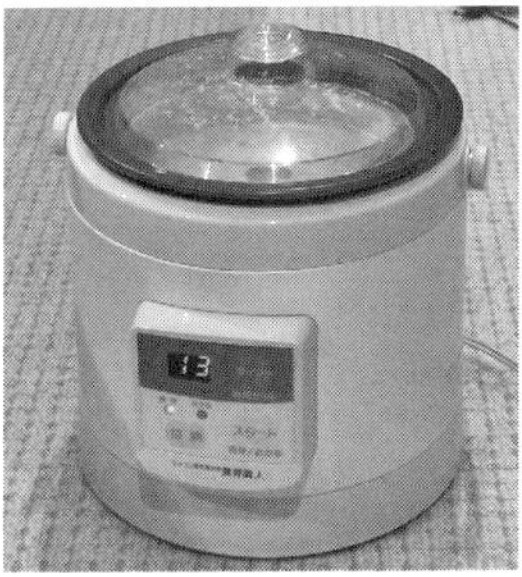

発芽専用の銅製釜「発芽美人」。これで玄米を発芽させてから炊けば、くさくなるのを防ぐことができる

要は、「やり方」の問題です。無洗米の白米を買い、水加減してセットすれば誰でもおいしい白米を炊くことができます。一方、玄米はある程度の工夫が必要です。その部分の手間ひまが敬遠されるのかもしれません。

しかし、玄米を食べるということは、ビタミンや食物繊維、さらにはＧＡＢＡの補給にもなるのでいいことずくめです。香川県三野町の町長の旗ふりで、発芽玄米の普及に取り組んだら町民の健康状態が向上したという、とても興味深い話があります。より詳しく知りたい方は、次の本を読んでみてください。

・『「発芽玄米」で健康家族!!――健康で、美しく、キレず、ボケない』
（安藤幹夫、Ｈ＆Ｉ）

日本発芽玄米協会のＨＰにも詳しい説明が載っています。

日本発芽玄米協会
http://www.pgbr.jp/

玄米を炊くとき、私は２合につき、小さじ２分の１くらいの塩と大さじ１杯の日本酒を入れています。すると、風味がよくなります。特に、方法①の炊飯器で炊くときには、ひよこ豆や小豆を入れて一緒に炊くと、大変風味のよい豆ご飯を炊きあげることができます。

なお、普通の玄米をさくっと短時間で炊くのではなく、ゆっくり炊いたり発芽させて炊いたりしたほうがなぜいいのかというと、フィチン酸対策になるからです。

玄米にはフィチン酸という、強い抗がん作用があるものの、同時にミネラル分も排出してしまう酸があります。発芽させるのは、これを不活性化させるためです。

ここ数年内に発売された炊飯器には、ここで説明したような、玄米をゆっくりと炊く機能はだいたいついています。もし、手許の炊飯器にその機能がある方は、まずはそれを使って試してみてください。

ここに書いた方法は唯一のものではありません。でも、ちょっと気を遣って工夫するだけで、より多くの新しいアイデアが生まれてくると思います。

*おいしいお味噌汁の作り方

玄米をマスターしたら、次は味噌汁です。

長年、自分で料理をなさっている方は、「味噌汁なんていまさら……」と思われるでしょうが、私は最近、

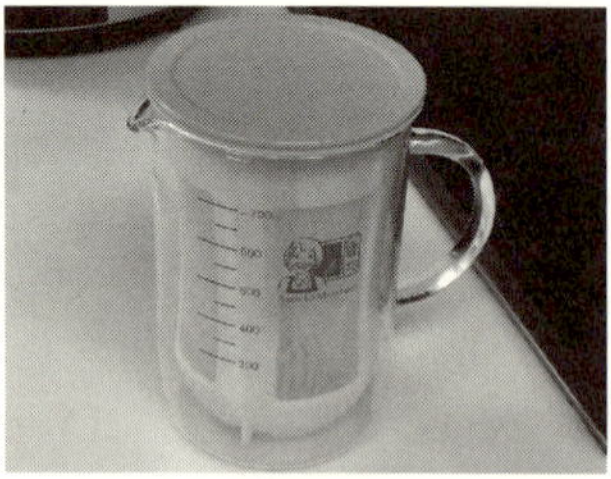

このポットで、味噌汁作りが好きに

だしポット

を使うようになり、それから味噌汁作りがすっかり好きになりました。

iwaki 村上祥子のだしポット K7005D-MU

700ミリリットルのガラス容器のだしポットには、内側に網がかけられています。ここに鰹節20グラムと昆布3センチくらいを入れ、700ミリリットルの水を入れて電子レンジで7分間「チ――――ン」とすれば、一番だしのできあがりです。

これまで、私はだしパックを使うことが多かったのですが、ときどき鰹節と昆布できちんとだしを取ると、

やっぱり、だしパックよりずっとおいしいなぁ

と思っていました。そのほうが材料もよく、酸化もしないからだと思います。

でも、別の鍋をいちいち用意して、お湯を沸かして、網でこしてといった作業はこれまで面倒でした。ところが、このだしポットがあれば、その辺の面倒くささがまったくなく、あっという間に一番だしの完成です。

一番だしを電子レンジから取り出して鍋に入れ替え、そこにキノコや海藻類、油揚げなどを入れ、味噌をといていきます。私の場合、味噌は、７００ミリリットルのだしに45グラムくらいを入れていますが、これはそれぞれのお好みで調整してください。

味噌をとかすときは、

みそ汁上手

http://www.suncraft.co.jp/archives/product/convenience/20081205134744.html

という、味噌の量を簡単に計れる「味噌とき」がお勧めです。

私のコミュニティでも、このだしポットと「みそ汁上手」が大ブレーク。この２つを使う

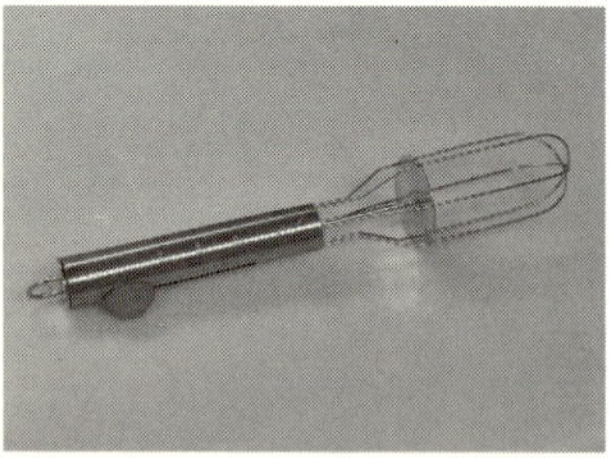

〝大ブレーク〟の「みそ汁上手」

ようになって味噌汁作りが大好きになったという人が増えました。

味噌汁は、「まごわやさしい」のうち、「わ（わかめなどの海藻類）」と「し（しいたけなどのキノコ類）」を摂る、大チャンスです。また、味噌や油揚げもあるので、「ま（豆類）」もばっちり摂ることができます。

味噌をといた後、私が昔からよくやってしまうのは、味噌汁を沸騰させてしまうことでした。他の作業をしていると、味噌汁を火にかけたことをすっかり忘れてしまうのです。

味噌汁を沸騰させてしまうと、風味が落ちたり、具の臭みが出たり、豆腐に「す」が入ったりして、せっかくの調理が台なしになってしまいます。ここで登場するのが、次に挙げる道具です。

私は主に、

はかせ鍋

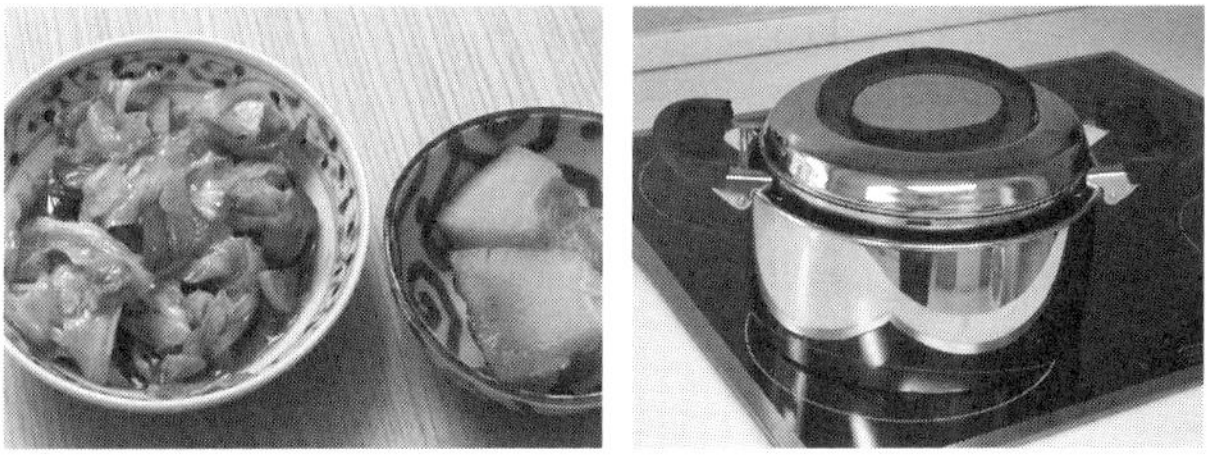

はかせ鍋（右）と、はかせ鍋で作った回鍋肉（ホイコーロー）とカボチャ（左）

または、

スチームコンベクションオーブン

を使っています。

「はかせ鍋」とは、鍋のまわりを「スカート」と呼ばれる、大きな鍋でぐるっと一周、囲ってある鍋のことです。魔法瓶を応用したシャトルシェフとよく似ていますが、シャトルシェフとは違い、外鍋ごと一緒に火にかけられるのが特徴です。シャトルシェフと比べると、より早く温度が下がりますが、普通の鍋よりはずっと長く保温状態を保つことができます。

料理は、調理温度が下がるときに味が染み込みます。つまり、この鍋を使えば温度がゆっくりと下がっていくのでおいしくなるというわけです。

「調理温度」に関連していえば、料理には「適温調理」という考え方があります。これは、お肉も野菜も、１００度ではなく80度前後でゆっくりと熱を加えたほうが甘く、おいしくなるという発想です。詳しくは、次の本に書かれています。

・『キッチン革命――適温調理が料理の常識をくつがえす！』
（小林寛、小林正恵、村上信夫監修、文英堂）
・『美味しさの常識を疑え！　強火をやめると、誰でも料理がうまくなる！』
（水島弘史、講談社）

確かに、和食のおいしい店に行くと、こげたものや煮崩れしたものは出てきません。これは、しっかりと温度を守り、加熱しすぎないようにしているからだそうです。

この適温調理のアイデアを知ると、ありとあらゆる料理がおいしくなります。「まごわやさしい」料理を家で続けるには、手軽にできることのほかに「おいしいこと」が必須ですが、適温調理を知れば、味噌汁でも、煮物でも、焼き物でも、なんでもおいしく仕上げることができます。

つまり、おいしい味噌汁を作るコツは、加熱しすぎないようにしてサッと作ること。はかせ鍋はあってもなくてもかまいませんが、ビタクラフトやクリステルのような、構造がしっかりした鍋でゆっくりと温度を下げながら具を温めること――これさえ守れば、おいしい味噌汁の完成です。

私は朝一番に鍋いっぱいの味噌汁を作り、自分や家族がいつでも食べられるようにしています。鍋が空になったら、また新しい味噌汁を鍋いっぱい作ります。

味噌汁ほど、素敵な〝日本の味〟はありません。ぜひ、味噌汁のよさを見直してみてください。

＊スチームコンベクションオーブンは家庭の調理方法の革命を引き起こす

ここで、先に挙げたスチームコンベクションオーブンについて触れておきましょう。これは、料理評論家の山本益博さんと適温調理について雑談をしていたとき、

「今、業務用ではほとんど鍋とレンジ台なんかは使わずに、スチームコンベクションオーブンを使っているよ。家庭でもスチコンが普及したら、台所の革命になるはずだよ」

と教えてもらったのがきっかけで手に入れたものです。

スチームコンベクションオーブンとは、水蒸気とヒーターを併用して、対流オーブンの中で加熱するしくみを持つオーブンのことです。温度も60度くらいから300度くらいまで変更でき、さらに調理方法も細かく設定できます。

業務用のスチームコンベクションオーブンは50万円以上もするため、とても手を出せるような商品ではなく悩みの種でしたが、三洋が家庭用に出していた（現在は廃番）、

スチーブン

http://ctlg.panasonic.co.jp/sanyo/products/products/sob/SOB-VS10_W/

という機種を発見し、慌ててヤフーオークションで新古品を手に入れました。発売当初は2万5000円くらいしていたようですが、私が買ったときはすでに流通在庫だったため、送料込みで1万2000円くらいでした。

家庭では、ガスやＩＨのレンジ台と鍋を使って下から加熱する、あるいは電子レンジで加

熱するという方法が一般的な調理方法だったと思います。

しかし、下から直接加熱すると、下部は温度が上がりすぎ、上部は下部ほど熱が行き届かないという「加熱のムラ」ができます。だからこそ、材料をかき回したり、定期的に人間が手を入れる必要がありました。

これに対してスチームコンベクションオーブンは、材料を３６０度全方向から温めることができます。そのため、加熱のムラがほとんどなくなります。さらに、「強火の遠火」という、内部までしっかりと温められるタイプの火を活用できます。

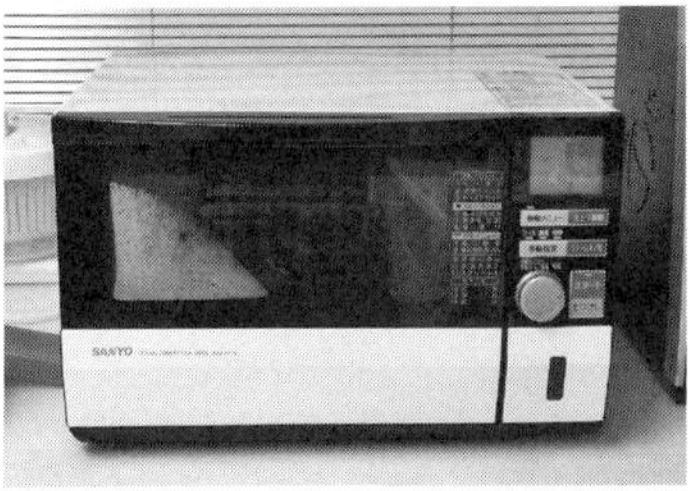

材料を360度全方向から温められるスチームコンベクション。ここに挙げたのは、三洋の「スチーブン」（現在は廃番）

より詳しい調理方法の違いについては、次の本を読んでみてください。私はスチコンでの調理という「裏技」を知ってから、これまでの料理の苦労は何だったのかと思ったほどです。

・『おいしさをつくる「熱」の科学――料理の加熱の「なぜ？」に答えるQ＆A』（佐藤秀美、柴田書店）

私は自宅にスチコンをさらにもう1台購入して、これまでのオーブン・グリルと併用して料理をするようになりました。そのため、IHのガス台はほとんど使わなくなってしまいました。味噌汁は、先ほども述べたように、だしポットを電子レンジに入れてまずは一番だしを作り、具材を入れて味噌をとかしてシリコンスチーマーに入れた後はスチコンで、

煮込みモード、弱、10分加熱

をするだけで完成となります。

スチコンは家庭での普及率が低いため、調理の本はまだあまり出ていません。他方、業務用についてはレシピがネットで数多く公開されています。これを参考に料理すれば、それほど困ることはないでしょう。

きっちんぷらす　スチコンレシピ検索（ホシザキ電機）

http://www.hoshizaki.co.jp/cgi-bin/kitchenplus/index.cgi

一時期ブームになり、いまでも根強い人気のあるシャープの「ヘルシオ」もスチコンの一種です。「水蒸気オーブン」と名乗っているため少しわかりにくいかもしれませんが、100度以下の蒸し物から高温の煮物まで、水蒸気で一気に調理します。

残念ながら廃番になってしまった三洋のスチーブン（三洋がパナソニックに統合されたときに廃番になってしまったようです。ぜひ、復活してほしいです）は、新古品はまだ流通しているようです。もし手に入らなかったとしても、ヘルシオと同じように次の電子レンジ機器にも高温の水蒸気で蒸す機能があるので、ぜひ活用してみてください。

・日立製作所「ヘルシーシェフ」

・東芝「石窯ドーム」

スチコンや水蒸気オーブンがあれば、煮物に限らず、焼き物、蒸し物といったさまざまな調理の場面でも問題を解決することができます。

料理は、切ること、加熱すること、味付けすることの大きな3つのプロセスに分かれます。

そして、「まごわやさしい」料理を続けるためにも、加熱する際のムラの問題と手間を一気に省くスチコンの導入と活用をお勧めします。

＊野菜料理に「蒸し料理」をもっと導入してみよう

さて、ご飯と味噌汁が完成しました。次は野菜料理にチャレンジです。野菜類はN／Cレートのよい食材ですが、野菜料理は、特にゆでたり炒めたりするのは微妙な火加減の調整が必要になるので大変だと思っている方も多いでしょう。

野菜料理は、「蒸す」という手法を覚えるともっともっと楽になります。たとえば、青菜。代表的なのは、ほうれん草、小松菜、青梗菜《チンゲンサイ》などですが、私も以前は青菜類を調理するときは毎回毎回、お湯を沸かして、ゆでこぼし、しぼってという作業が大変なので敬遠しがちでした。

ところが、

電子レンジやオーブンのスチームで蒸す

という方法と、

鍋を使って少量の油と水で蒸す（「ブレイズ」といいます）

という方法の2つを覚えてから青菜料理が大好きになりました。簡単なのに、甘くて栄養価の高いものができあがるからです。

まず、スチームでの蒸し方です。最近の電子レンジのほとんどにはスチーム機能がついています。「蒸す」を手動で選び、分数を決めて「チン」すれば、誰でも簡単に野菜を蒸すことができます。

さらに私が推奨したいのは、先ほど触れた、

スチームコンベクションオーブン

を使った蒸し野菜です。

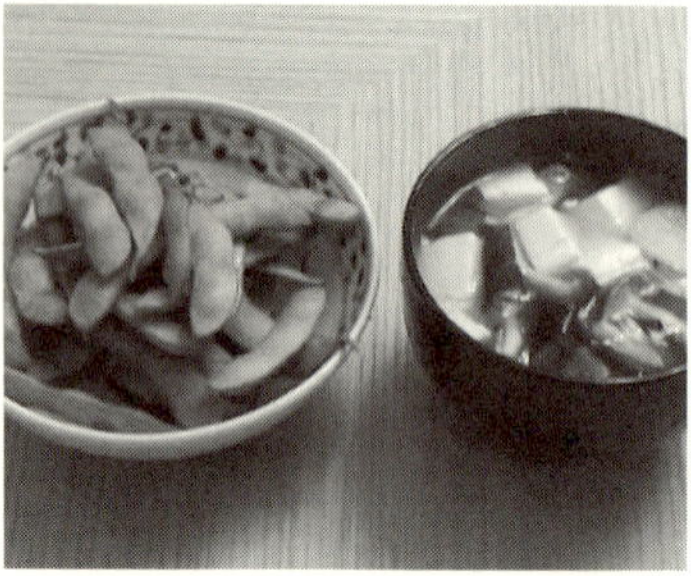

80度で40分蒸した枝豆（左）

スチコンは電子レンジの蒸し機能とは違い、前述しうに60度から300度くらいまでの温度設定ができ、電子レンジの場合は水の分子を揺らして沸騰させる原則、100度です。また、徐々に脱水していく必要があったり、電子の当たり方にもムラが出てしまったりします。ところが、スチームを使うとムラも出ず、丁寧に仕上げることができます。

私の場合、野菜を80度で蒸すのがお気に入りです。そうすると、甘くておいしい野菜になります。小松菜のような青菜の場合は余熱なしで8〜10分くらい、トウモロコシなら18分、枝豆なら40分ほど蒸せば完成です。

これまでは、たっぷりのお水を鍋に入れて沸かし、そこに青菜を入れ、数分たったらゆでこぼし、さらにしぼってと、かなりの手間がかかっていたのですが、いまは

ざっと洗って↓切って↓天パンに並べて↓スチコンでチ——ン

でおしまいです。なぜたくさんの水を鍋に入れて沸かす必要があるのかというと、鍋の構造上、下部と上部の温度が変わりやすいためです。しかし、スチコンのように、３６０度全方向から温めることができれば、水蒸気でゆでるだけで十分です。

しかも、80度で蒸せば水にとけるものも少なくなり、しゃっきりとした色も残ります。

＊ブレイズで野菜をさらにおいしく

オーブンにこのような機能がついていなくても、ブレイズなら、鍋を使えば誰でもできます。ブレイズは、丸元淑生さんの料理シリーズ本の中で強く勧められていたので、それを参考にしました。

・『短命の食事　長命の食事』（ワニブックス）

丸元さんはもともと雑誌の編集者でしたが、中高年になってから料理に目覚め、さまざまな工夫を凝らした食事を作り、その研究本を多数出版された方です。もうお亡くなりになってしまったのが残念ですが、どの本もとても面白く、私はほとんど読破しました。丸元さんの本を参考に、鍋を使ったブレイズを具体的に説明していきましょう。

ブレイズは平たくいうと、フランス料理における「油蒸し」です。

まずは中火で鍋を1分間温め、そこに少量の油（オリーブオイルがお勧めです）と蒸したい野菜を入れ、蓋をして2〜5分、加熱します。分数は、野菜の種類に応じて調整してください。そして、蓋をしたまま火を止め、1〜2分、蒸せばできあがりです。

ブレイズで食べる野菜は本当においしいです。甘くて、味も濃くなります。私は無水鍋というアルミ製の熱伝導率の高い鍋を使っていますが、構造がしっかりとした鍋なら、なんでも大丈夫です。

オーブンでも、ブレイズでも、蒸し終わった野菜を一番簡単に食べる方法は、塩麹をかけることです。他にも、味噌だれやピーナッツだれ、しょうゆ、じゃこ、果物、アボカド、納豆など、どれと合わせても大丈夫です。何かで味付けすれば、それでもう十分に立派な野菜料理のできあがりです。

野菜料理は難しいとか、手間がかかると思っている人は、ぜひ、この蒸し料理を試してみてください。野菜料理への考え方が一変するはずです。

＊加熱料理には、電気圧力鍋もとにかく便利

また、スチコン以外では、電気圧力鍋も一押しアイテムです。

マイコン電気圧力なべ　SR-P37

http://ctlg.panasonic.jp/product/lineup.do?pg=03&scd=00005664

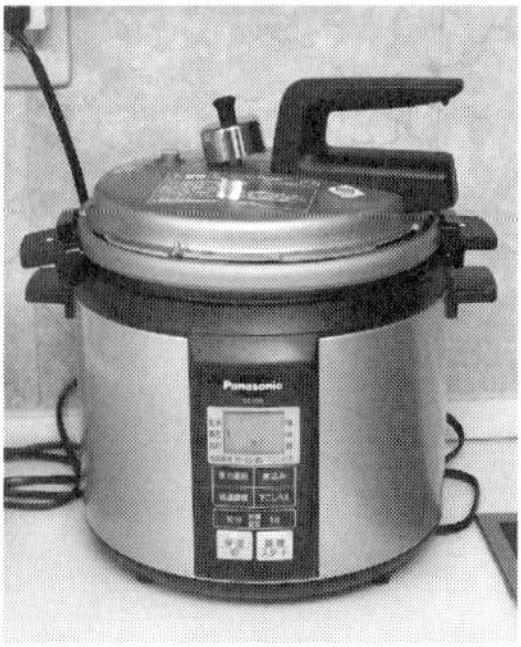

「便利いっぱい」の電気圧力鍋

私は、玄米を炊いたり、豆を煮たりするときにはこの電気圧力鍋を活用しています。一般的な圧力鍋は便利ではありますが、火加減やタイマーの設定が意外と面倒なため、いまではほとんど使わなくなりました。一方、電気圧力鍋のいいところはスチコンと同様、

設定して分数を決めてチン

と、「お任せ」にできることです。玄米や野菜を「さあ食べよう」と思ったときに、とにかく手間ひまをかけずに調理してくれる器具があることは、「まごわやさしい」料理を続けるのに必須です。

電気圧力鍋がさらに便利なのは、

低温調理モード

があることです。70度、85度、95度の3つの温度に設定できるので、「適温調理」が可能になるのです。他にも、下ごしらえや煮込み、蒸し料理など、ほとんどの加熱料理は電気圧力鍋で可能です。

ポイントは「出しっぱなしにしておいて、コンロと鍋が一体化した調理器具として愛用すること」です。

N／Cレートのよい食事を摂るときの大敵は、調理の手間ひまと時間です。それを大幅に短縮してくれるのが、この電気圧力鍋なのです。

＊意外と簡単な魚料理

さあ、ご飯と味噌汁と野菜料理が完成しました。次は魚料理です。

魚料理はさばくのが面倒だとか、焼き網を掃除するのが苦手といった理由で敬遠する人も多いでしょう。しかし、魚をさばくにも、焼き網を掃除するにも裏技があります。

まず、さばき方です。魚を自分でさばくことができればそれに越したことはありませんが、これができない人は、

・スーパーの魚売り場でさばいてもらう
・下ごしらえ済みの魚を買う

という方法で解決できます。

多くのスーパーでは、魚を調理する人が常駐しています。煮付け用、塩焼き用、刺身用な

どの用途を言えば、内臓や骨をちゃちゃちゃっと処理してくれます。もちろん、魚の値段は上がりません。

また、スーパーでもどこでも、「下ごしらえ済み」の魚介類はたくさん売られています。すでに内臓や骨が取ってあるものです。「干物」というのは、ある意味、下ごしらえ済みの魚の一つです。

これであれば、生の場合は塩やしょうゆで味を付けて調理するだけ、干物の場合は焼くだけです。

この焼き加減も、レンジ台だと意外と面倒だと思う人が多いようですが、もし持っている電子レンジがグリルオーブンレンジの場合、高い確率で「焼き魚」というメニューがついているはずです。それも、冷凍、生、減塩といった細かい設定を選ぶこともできます。

サンマの塩焼きなら、グリル皿に魚を置き、「サンマの塩焼き」のメニューを選べば10分ちょっとでおいしい焼き魚ができあがります。スキルも経験も必要ありません。ボタンを押すだけでいいのです。

しかも、グリル両面で焼くので遠赤外線と同じ焼き方になり、強火の遠火で、どんな魚もおいしく焼きあがります。

網の掃除も簡単です。オーブンやレンジには、「脱臭」というメニューがついているものが多くあります。それを押すだけです。レンジ台にあるグリルを分解して掃除し、また元に戻すよりはよほど楽です。

一方、煮魚を食べたい人には圧力鍋がお勧めです。鍋に魚と煮汁を入れ、圧力をかけて10～20分ほど蒸せば、これでおいしいお魚のできあがり。長く蒸せば、骨まで食べられます。骨取りの作業も省略できます。

魚のいいところは、そのまま食べてもおいしいということです。不自然な状態で育てられた肉とは違い、魚は天然ものであれば栄養がいっぱいです。養殖のものであっても、お肉よりは体にいいでしょう。

お肉より魚のほうがなぜ健康的かというと、魚は穀物を食べて育っていないためです。魚は、植物性プランクトンから始まる食物連鎖の中で育ちます。一方、放牧され、草を食べて育った牛や豚であれば大きな問題はありませんが、穀物や動物性タンパク質を食べて育ったような牛や豚は、草やプランクトンを食べて育ったものに比べると臭みが出て、病気になりやすくなります。

前述した、「プラントベース」といわれる植物性の食材を中心に食べる食事の考え方がありますが、アミノ酸やビタミンB_{12}などは、動物性タンパク質からしか摂れないものも一部あります。したがって、完全な菜食よりは、少量の肉を摂りながらも、魚を中心とした食生活を送る人のほうが健康であるという研究もいくつか見受けられます。

日本は、水産資源に恵まれた国です。お肉の代わりに、魚を中心とした食生活を心がけてみてください。繰り返しますが、レンジ台を使うから、準備も掃除も面倒になるのです。電子レンジにグリル機能があれば、高い確率で焼き魚機能がついているはずです。ぜひ、この機能を使いこなしてください。

なお、余談になりますが、オーブン機能には、

焼き芋

というメニューがあるはずです。

この機能は、多くの女性にとってキラー機能になるのではないかと思っています。最近は街で焼き芋屋さんを見かけることが少なくなりました。私が小さい頃は、焼き芋屋さんから流れてくる特有の拡声器の声をよく聞いたものです。その声を聞くと、１００円玉

を握りしめて追いかけていったものです。

石焼き芋は、実はオーブンで簡単にできます。方法はいくつかありますが、私が好きなのは、１４０度のオーブンで90分間じっくりと焼く方法です。この方法を使えば、小さい頃食べた焼き芋がそのまま再現できます。

＊豆類、種実類、海藻類、キノコ類、芋類の摂り方

次は、豆類、種実類、海藻類、キノコ類、芋類などです。これらは、慣れないと自炊メニューにはなかなか入ってこないようです。でも、これらの食材を使った料理が習慣化すれば、楽に調理することができるようになります。

まず、豆類です。大豆、浸し豆、ひよこ豆、レンズ豆、小豆、金時豆といった代表的な豆は、あらかじめ買っておきましょう。そして、調理する前日に戻しておくことをお勧めします。

戻し方はいたって簡単です。私はスロークッカーという、弱い電気でゆっくりと通電する機械を使い、豆の分量の３倍の水に浸し、７時間ほど「弱」で通電します。夜寝る前にセッ

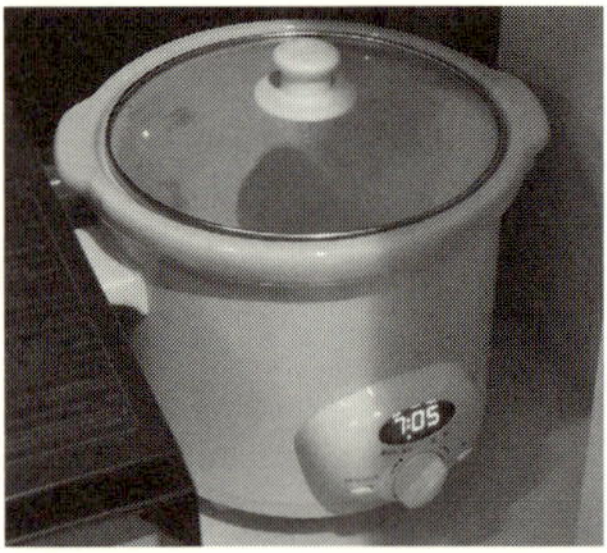

スロークッカー。「豆」は使い道豊富

トすれば、翌朝にはできあがっています。スロークッカーは7000円くらいから購入できます。

スロークッカーがない人は、圧力鍋を使います。豆の種類にもよりますが、一晩水につけた豆を3〜8分、高圧で加熱すればできあがります。たくさん作ったら小分けにし、冷凍しておきましょう。数日分であれば、小分けしてタッパーに入れておけば冷蔵で十分です。

ポイントは、わざわざ甘くしたりしないで、味付けされていない豆のままにしておくことです。そのほうが、後々の使い勝手がずっとよくなります。甘くしたいときには、食べる寸前にたれで和えれば十分です。

戻した豆の使い方は、ご飯を炊くときに入れる、味噌汁に入れる、サラダに入れる、和え物に入れる、煮物に入れる、といったように、こまごまと、いろいろなものに使うと便利です。特に、小豆ご飯は最高においしい食べ物です。小豆は小さいので、下ゆでしなくてもご飯と一緒に炊きあげることもできます。

豆類は、お肉の代わりとしても使えます。私は麻婆豆腐でも、餃子でも、煮物でも、本来はお肉を入れるレシピで、その代わりに豆をざくざくと入れます。お豆はコロコロと転がるので箸を上手に使う必要がありますが、他のどんな食材を合わせてもおいしくできあがります。また、そのまま、塩麹やしょうゆ麹、大根おろしなどをかけてもおいしく食べられます。

胡麻などの種実類も、野菜にかけるのが便利です。ごまだれ、ナッツだれなど、バーミックスのようなブレンダーがあれば、チャカチャカ――ッと作ることができます。私は、アーモンド、カシューナッツ、ピーナッツ、松の実などを一通り用意して料理に混ぜたり、野菜と和えたりしています。時間がないときには、おつまみ用のミックスナッツを少量、そのまま使います。塩も加えてあるので、野菜と混ぜるだけで一品できます。

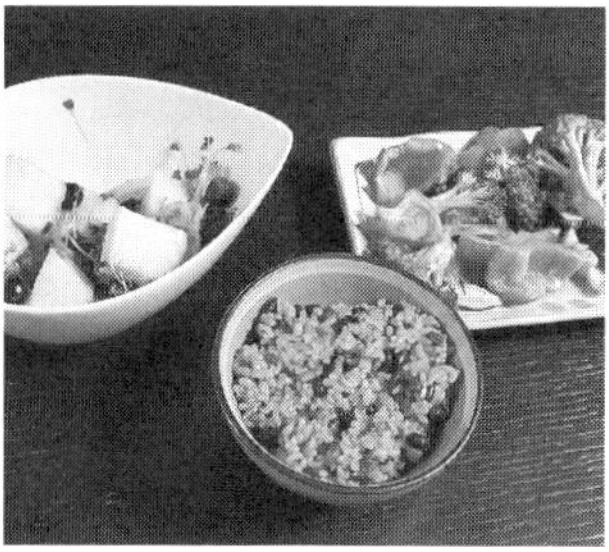
玄米小豆ご飯（中央）。最高においしい

しいたけなどのキノコ類は、味噌汁や野菜炒め、野菜の煮物にちょくちょく入れます。乾燥しいたけやキクラゲなどを常備しておくと便利です。こういった乾物は、あらかじめ戻してても使わないことが多々あります。だから乾物は戻さず、煮汁や味噌汁に直接入れてしまいましょう。私は、冷蔵庫にはいつも、ヒラタケ、シメジ、エノキ、しいたけなど、なんらかのキノコ類を入れています。

芋類は、サツマイモと長芋を常備しています。サツマイモはスロークッカーやオーブンでふかして食べます。先ほど説明した焼き芋も、スロークッカーを使って強で4時間くらい蒸すと、オーブン以上に絶品になります。長芋は、そのまま千切りにしたり、とろろにしたりして、ご飯や納豆、野菜にかけて食べます。

前述した『The China Study』をはじめ、多くの調査が指摘するように、

・植物性のものを（プラントベース）

・なるべくそのままの形で（ホールフード）

食べることを意識することが大事です。しかも、一通り準備して常備材を作っておけば、みな、意外と手間いらずで食べられるものばかりです。

これらの食物繊維や栄養がたくさん入っているものを食べる習慣ができると、お通じがよくなり、お肌もつるつるになります。

私は、「まごわやさしい」料理を始めてから、便秘がすっかり治り、白髪も激減しました。

これまでは、毎月、こめかみや生え際の白髪をヘアダイしていたのですが、その必要もなくなり、美容院の時間も費用も半分以下になりました。私の担当の美容師さんは、「食事を変えるだけでこんなに変わるんですね」と驚いていました。

これら「まごわやさしい」料理の自炊時間は、一見、手間がかかるように思えますが、実は、他の時間をよりよく活かすための大事な時間の投資です。豆類、種実類、海藻類、キノコ類、芋類を、食生活にぜひ取り入れてみてください。

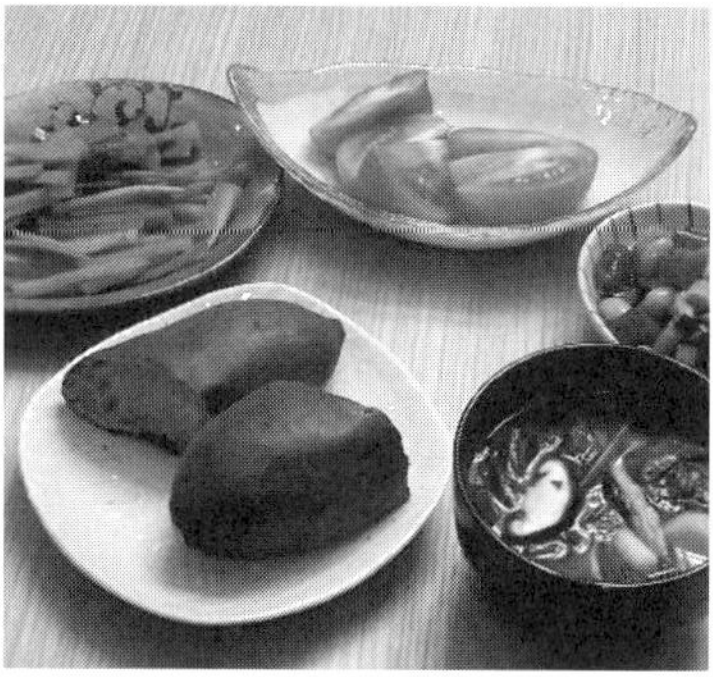

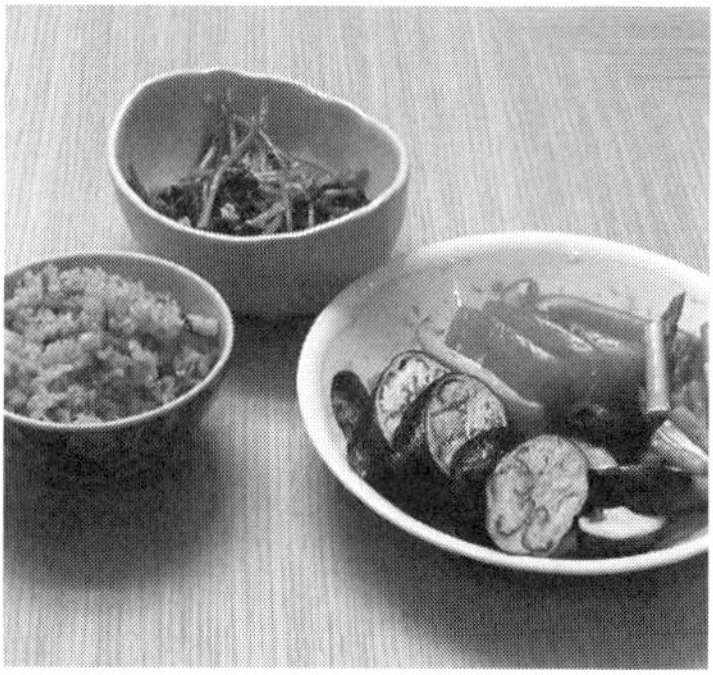

（上）きんぴらゴボウ、五目豆、焼き芋など
（下）玄米・じゃこ・豆ご飯は圧力鍋でチャカチャカーッと。焼き野菜はヘルシオで、ほうれん草の胡麻和えはスチコンで

＊食材の買い方

さて、自炊するとなると、買い出しにマメに行かなければなりません。では、どこで買い出しをするのがよいのでしょうか。私は、結局、

近所にあるスーパーマーケットが一番便利

という、身も蓋もない結論に辿りつきました。

無農薬野菜の宅配やオーガニックショップなども試してみましたが、

- **農薬は、世間一般で言われているほど、実は怖くない**
- **それよりは、新鮮な食材を正しく調理したほうが、よほどいい**

ということがわかったからです。

農薬については前述しましたが、現在、世の中で許可されている農薬は、多量に摂取したとしても、ほとんど人体に影響がないものしか出回っていません。言い方を変えれば、農薬を怖がるがあまり野菜を食べない人がもしいたとすれば、そのほうがよほど体に悪影響を及ぼすということです。

また、無農薬野菜の場合、そのほとんどは根菜になってしまいます。なぜなら、葉物を完全に無農薬にするのは難しいためです。根菜と葉物はバランスよく食べる必要があります。したがって、無農薬野菜ばかりに目を奪われるのもどうかと思います。

オーガニックについても、世の中には〝なんちゃってオーガニック〟が多すぎ、単に価格が高いだけの食材も少なくありません。それよりは、それなりの専門家であるスーパーの担当者の目利きで厳選された食材のほうが、よほど安くていいものだったりします。

私はスーパーで、ほぼ毎日食材を買っています。昔は、スーパーに行くのが面倒だと思っていたのですが、最近は歩数計をつけていることもあり、

運動するチャンス

くらいに思って喜んで出かけるようになりました。

スーパーでは、「まごわやさしい」食材の他に、果物もたくさん買って帰ります。「ちょっと喉が渇いたな」というときには、ジュースを飲む代わりに、ぶどうやグレープフルーツを食べたりしています。

「まごわやさしい」に目覚めると、これまでスーパーでは寄ることもしなかった豆売り場や乾物売り場に行く機会が増え、これらの売り場がものすごく充実していることに気づかされます。

そして、それらの食材を買って自分で玄米ご飯や味噌汁、おかずなどを作って食べるようになると、生活に変化が訪れます。

体にいいものを食べると消化が楽になるので、まず、体が軽くなり、楽になるのを実感します。そして、お肌もつるつるになり、元気とやる気が出ます。これ以上のぜいたくはないのではないでしょうか。食生活がよくなければ、こういったエネルギーも沸いてきません。

生きるということは、食べることです。私はこれまで、食べることをおろそかにしてきました。私と同様、多くの人は「食べること」について、特にここまで述べてきたようなことにはあまり多くの関心を払ってこなかったのではないでしょうか。

しかし、私の実体験に基づいて述べると、１日のうちのほんの１～２時間、ご飯作りに力を注ぐだけですべてのことが好転するようになります。

配偶者や家族の方が食事を作っているご家庭も多いと思いますが、ご自身でも、ぜひ、食事作りに気を配ってみてください。

＊忙しい人でも、「これだけは守ってほしい」こと

そうはいっても、なかなか自炊できない人にとっては、ハードルが高いと感じられることもあるでしょう。

日常生活の中でいかにしてＮ／Ｃレートのよい食事を保つのか、その現実的な知恵を私たちは磨いていかなければなりません。ここに、

・『ウォール・ストリート式ダイエット――アメリカのビジネスエリートが実践する減量プログラム』
（ヘザー・バウアー、キャシー・マシューズ、角代みわ訳、阪急コミュニケーションズ）

という本があります。これは、大企業の栄養士を務めるバウアー氏が、ストレスで押しつぶされそうな毎日を送り、出張や接待が多く、自炊するひまもなければエクササイズをする時間もない人でもダイエットできる方法を教える内容です。

その中に、

ドライカーボを食べない

という大事なアドバイスがあります。「ドライカーボ」とは著者による名称で、精白された穀物で作られた食べ物を指します。白米、白パン、ベーグル、キャンディー、ピザ、アイスクリーム、デニッシュ、パスタなどがそれにあたります。

私はこれまで、「精白された穀物を食べない」ということを本書で力説してきましたが、それをバウアー氏は、「ドライカーボを食べない」という絶妙な表現でまとめています。ドライとは乾いた、カーボとは炭水化物のことですから、直訳すると、

干からびた炭水化物

になるでしょうか。そして、ドライカーボがダメな理由を2つ挙げています。

その① N／Cレートが悪い。カロリーの割に栄養が摂れない。

もっと大きいのは、次の理由です。

その② 食欲増進剤になる。お腹が空いていなくても、一度ドライカーボを食べてしまうと、他の食べ物を食べたくなってしまう。

私はこの意見に賛成です。金スマのダイエット企画のときにも、このことに途中で気づき、ドライカーボをやめました。低糖質ダイエットについては賛否が分かれていますが、識者の間では、糖質の量を意識的に減らす必要はないが、糖質を摂るときにはドライカーボは避けること、という見解は一致しています。

私たち人間の歴史を振り返ってみると、ドライカーボを積極的に摂るようになってから生活習慣病が圧倒的に増えたというのは事実です。実際、私もドライカーボをやめてから、驚くくらい体脂肪率が下がり、元気になり、便秘も治りました。

では、ドライカーボを食べない代わりに何を食べればいいのでしょうか。バウアー氏は、

ジューシーカーボを食べること

を推奨しています。ジューシーカーボとは、直訳すると「みずみずしい炭水化物」といったところでしょうか。つまり、干からびていない炭水化物です。

すなわち、生きるために炭水化物は必要ですが、体にいい炭水化物とそうでないものを区別し、体にいい炭水化物だけを摂る食生活を推奨しているのです。炭水化物は中毒になるという話がありますが、厳密にいえば、ジューシーカーボを食べていれば中毒にはほとんどならないということです。一方、中毒になるのはドライカーボを食べている人です。

前述したように、ドライカーボを摂ると血糖値が急激に上がるため、幸福感が得られます。しかし、その後すぐにインシュリンが分泌されるため、今度は血糖値が急激に下がります。

空腹感がすぐにやってくるのはこのためです。その空腹感を埋めるために再度ドライカーボを摂取し、インシュリンが分泌され、空腹になるという悪循環が起こります。

ストレスを感じたときについつい手が出てしまうドライカーボ――実は、それが私たちが太る原因です。

ただ、このときによく陥ってしまうのが、ドライカーボを制限するあまり、炭水化物そのものを食べなくなってしまうことです。炭水化物を極端に制限しすぎると、タンパク質や脂質にエネルギー源を頼ることになります。タンパク質や脂質はエネルギーに転換するときに、私たちの体に大きな負担をかけることで知られています。ＷＨＯ（世界保健機関）も、この方法のみに頼ることは腎臓疾患や糖尿病性腎不全を悪化させる可能性があるとして警告を発し、その場合は全粒穀物の摂取を推奨しているのです。

また、低カーボダイエットで一番怖いのはリバウンドです。低カーボダイエットに飽きて、あるいは限界を感じて炭水化物を摂り始めた途端、リバウンドします。

さらに危険なのは「糖新生」と呼ばれる現象で、あまりにも炭水化物を制限しすぎると、私たちは自分たちの筋肉を削って糖を作ろうとするのです。さらに、食物繊維も不足気味になるため、便秘にもなりやすくなります。

したがって、低カーボダイエットの本質は、「低ドライ」カーボダイエットであって、決して、すべてのカーボを排除するダイエットではないということを理解していないと、長続きさせることはできないと思います。

では、ジューシーカーボとは具体的にどんな食材を指すのでしょうか。代表的なのは、玄米、トウモロコシ、カボチャ、豆類、ジャガイモ、全粒粉やライ麦のパン、サツマイモなどです。他の栄養素とともに炭水化物が含まれる、主食となる食べ物です。

私も、自宅では白米の代わりに玄米を炊くのはもちろんのこと、トウモロコシを蒸したり、芋を焼いたり、全粒粉のパンを作ったり、なるべく微量栄養素が多く含まれる炭水化物の食材を使って作り、食べることを心がけています。

とにかく、忙しい人はドライカーボを制限し、ジューシーカーボにするだけでも大きな効果があると思います。

＊お酒は制限する必要があるの？

さて、お酒はどう考えればいいのでしょうか。結論から言うと、

お酒を飲んでも、食生活全体のＮ／Ｃレートが悪くならないのであればどうぞ

ということになります。ただ、それは次の２つの理由からとても難しくなります。そのため、積極的にはお勧めしません。

理由① そもそも、お酒自体のＮ／Ｃレートが悪い

お酒は、カロリーの割には微量栄養素が少ない飲料です。赤ワインや芋焼酎は他のお酒に比べるとビタミンやフィトケミカルが入っているので、多少は「まし」です。そのため、赤ワインや芋焼酎は適量であれば健康にいいと喧伝されています。

微量栄養素を摂るときに大事なことは、多様な食べ物を食べることです。ところが、お酒飲みは、好きなお酒中心にそればかり飲むわけです。いくら赤ワインや芋焼酎が少量であれば体にいいと言われていても、何杯もガブ飲みすれば体にどんな影響を与えるのかは言うまでもないでしょう。まして、本当に赤ワインのフィトケミカルを摂取したかったら、フレッ

シュなぶどうを食べたほうが、N／Cレートとしてはよほど効率がいいのです。

理由② お酒を飲むと、N／Cレートの悪い食べ物をおつまみにしたくなる

たとえば「〆のラーメン」。男性は飲んだ後、夜中によくラーメンを食べに行きますが、ラーメンは残念ながら、N／Cレートが非常に悪い食べ物です。精白された小麦粉、油たっぷりの汁、そしてほんの少しの野菜。ラーメンと同様、お酒のおつまみとして人気のある唐揚げや焼き鳥も、N／Cレートがよいものではありません。

このように、お酒は、N／Cレートの悪い食べ物と相性がいいのです。

一方、N／Cレートのよい食べ物、たとえばサラダやわかめ、ひじきやほうれん草などがお酒のおつまみとして人気があるという話を聞いたことのある人は少ないのではないでしょうか。

おいしくお酒を飲もうと思ったら、おつまみは「脱水」を起こさせるような味が濃いものが受けるのです。他方、N／Cレートのよい食べ物というのは全般的に味が薄く、しかも水分が豊富に含まれているものが多いため、お酒とは相性が悪くなります。

では、お酒を減らすにはどうしたらいいのでしょうか？

逆説的な言い方になりますが、「N／Cレートのよい食べ物を食べる習慣が身につくと、自然とお酒を飲まなくなる」のです。

私たちの食欲は、体がどのくらい必要なもので満たされているのかで決まってきます。また、カロリーだけではなく、炭水化物・タンパク質・脂質のような大きな栄養素の他、ビタミン・ミネラル・酵素・フィトケミカルといったような微量栄養素まで、それを無意識に欲しています。

したがって、ふだんからよい食事を心がけていれば、体は必要以上のものは欲しなくなります。過度な食欲は起きず、体もリラックスした状態になります。このような状態では、余計なカロリーや栄養である「お酒」を、あえて欲しなくなってきます。また、前述したように、N／Cレートのよい食事というのは、野菜類、豆類、海藻類などが中心です。これらは、それほどたくさん食べなくてもお腹がいっぱいになるという性質を持っています。そのため、ビールやワインを飲む余地が少なくなってくるのです。

私は、N／Cレートのよい食べ物を摂るという習慣は、さまざまな「依存症」と決別することに近いと思っています。依存症の代表例はニコチンやアルコールですが、

精白された穀物系の炭水化物

や、

精白砂糖や清涼飲料水

への依存も、アルコール依存と近い性質を持っていると考えています。実際、これらを長期間にわたって摂り続けることは、アルコール依存以上の健康被害を招いています。これらは、糖尿病、脳卒中、がんなどを招くのです。

さらに、これらは肥満を招くだけでなく、私たちの体にある免疫機能や代謝も悪くします。

これらの食品そのものが、私たちに直接の〝悪さ〟をするわけではありません。これらを食べ続ける習慣を身につけることによって、

他のN／Cレートのよい食べ物を食べる機会や習慣をなくしてしまうこと

が健康に悪影響を及ぼすのです。

＊N／Cレートのよい食べ物への移行は、できるところから少しずつ進める

さて、N／Cレートのよい食べ物を、「よし、食べよう」と思った方、明日から急に、

- **玄米１００％**
- **おかずは野菜と豆だけ**
- **付け合わせはキノコと海藻サラダ**

という食生活に一気に移行したとしても、長続きしないことは目に見えています。というのは、それは、これまでいろいろな人がチャレンジしては失敗してきた、

一気に生活習慣を変えようとして、リバウンドが来る

ダイエットの典型例だからです。もちろん、食生活を一気に変えても何日かは持つでしょう。ただ、すぐに精白された穀物が懐かしくなったり、砂糖のような甘いものが食べたくなったり、脂たっぷりの焼き肉などをついつい食べたくなったりしてしまうことでしょう。

したがって、極端には走らず、

なし崩し

的に進めていってほしいのです。たとえば、こんな感じです。

- まずは白米を市販の発芽玄米に替えてみて、その味を試してみる
- 野菜を使う料理を、ふだんより一つでも二つでも多くしてみる
- 煮物や焼き物を作るときに、なるべく砂糖を使わないレシピを選択してみる
- 味噌汁に、いつもなら入れないわかめ、シメジ、ひじきなどをちょっと足してみる

このようにすれば、体がだんだん味に慣れてくると同時に、体の調子もよくなり、お通じもよくなり、体重も確実に減っていくという、

成功体験

を積み重ねることができます。そして、さらにやる気が増してくると思います。

私は、かつてはほとんどのメニューを暗記し、その看板を見るだけで食べたくなるほど大好きだった大手ドーナツショップのドーナツを見ても、

ああ、食べたい

と思わなくなるまで、数ヶ月を要しました。ダイエットに取り組み始めた最初の数ヶ月は、ほんの数回ですが、ドーナツを食べに行ってしまいました。しかし、徐々に、ドーナツのような糖分が豊富に含まれているものは心が欲しなくなっていきました。もし、心が欲したままの状態だったらどうでしょう。それを意志の力で抑えるのは容易ではありません。

私たちの行動の構造は、理性を司る「象使い」と、その象使いの指示にある程度は従うものの、なかなか言うことを聞こうとはしない、感情である「象さん」の関係に近いと、『スイッチ！』（千葉敏生訳、早川書房）の著者であるチップ・ハースとダン・ハースは指摘しています。つまり、いくらダイエットにチャレンジして一時的には成功したとしても、私たちはすぐに元の生活スタイルに戻り、リバウンドしてしまう可能性があるということです。

実際、『Eat for Health』によれば、カロリーカット系のダイエットを志して体重を減らすことができた人を１００人とすると、なんと95人もの人が、元の体重か、あるいはそれ以上の体重に戻るのだそうです。

なぜなら、カロリーカット系に重点を置くダイエットは、「象使い」だけが納得して、「象さん」が納得しないからです。そして、象さんの力は象使いより強いので、あっという間に元の方向に引き戻されてしまうことになります。

だからこそ、大事なことは、象使いだけではなく、象さんが納得できるまでじっくりとつき合うことです。象さんが心底、N／Cレートのよい食べ物を好むようになれば、リバウンドすることはありえません。

なお、このような形でなるべくN／Cレートのよいもの、野菜や果物や種実類を食べよう

と推奨されると、ほとんどの人がまずは陥る罠があります。それは、

・ナッツの食べすぎ
・ドライフルーツの食べすぎ

です。ナッツには油脂が、ドライフルーツには果糖が豊富に含まれています。これらは、加工食品漬けにされた私たちの食生活の味ととても近いので、「まぁ、ナッツならいいか」「まぁ、ドライフルーツならいいか」と、ついつい食べすぎてしまいます。

しかし、ナッツやドライフルーツのN／Cレートは、他の野菜や果物、豆類に比べるとよくありません。ナッツを食べるのなら豆類のほうが、ドライフルーツよりはみずみずしいフルーツのほうがN／Cレートがよくなります。

ただ、ナッツもドライフルーツも、どちらも持ち歩きやすく、保存が効き、食べやすいため、食べすぎてしまうのです。

もちろん、油で揚げた精白穀物であるドーナツや、小麦粉で作った麺と油の多いスープで食べるラーメンよりは、ナッツやドライフルーツのほうがずっと健康的ですが、だからとい

って食べすぎはよくありません。

食習慣を変化させることは、私たちの感情である象さんの味の好みを変えるということになるため、一朝一夕にできるものではないでしょう。しかし、ここまで本書を読まれてきた方には、理性を司る象使いについては理解できているのではないでしょうか。

これからは、あなたが自分の象さんを調教する番です。

微量栄養素主義

すなわち、

Health = N / C

だけを忘れないようにすれば、それが、象使いと象さんの共通の合い言葉になるはずです。

＊２本目の柱　「適度な運動」

ここまで、まず第一の重要な柱である「食生活の改善」についてみてきました。次に、２本目の柱である「適度な運動」について考えていきましょう。

運動の重要性については説明するまでもないでしょう。問題は、

なぜ、運動を続けられないのか

あるいは、

なぜ、運動してもやせないのか

ということだと思います。
したがって、柱になるのは、

運動を続けられるしくみを作ること

になります。そのためのコツは、次の6つに集約されます。

コツ① 運動習慣のコントロールに集中せよ
コツ② 「ゲーミフィケーション」を活用せよ
コツ③ 他人から監視されよ
コツ④ あなたの体型は、あなたの友達の平均値になる
コツ⑤ 「実益」のある運動に集中せよ
コツ⑥ 体は「鍛える」ことだけではなく、「緩める」ことにも気を遣え

＊コツ① 運動習慣のコントロールに集中せよ

私はスポーツジムにそれなりに長く通っていますが、ジムに通っている人やジムのトレー

ナーに「ジム通いが続くコツは何ですか」と聞くと、多くの人は次のように非常にシンプルに答えます。

家、または職場に近いことです

なるほど、確かにその通りでしょう。とにかく、

ふと気づいたら運動している

という環境をどれだけ整えられるかがポイントです。

たとえば、私が通っている会員制のスポーツクラブには、月額固定制と、基本料金を安くした、使用料を毎回払う形の２つの料金体系があります。

私は月額固定制を選んでいます。この場合、月に15回以上は行かないと元を取ることはできません。しかし、だからこそ、

時間があるときには、とにかくなるべく行こう

という動機が生まれることになります。

ロッカーも借りていて、スポーツウェアと靴もお気に入りのものを置きっぱなしにしています。「さぁ、スポーツジムに行こう」と思ったときに靴や服の準備から始めなければならなかったり、高いお金を出しているのに気に入っていないレンタルウェアを着たりしなければならないと思うだけで、私たちはジムに行く動機が下がってしまいます。

また、スポーツジムの利点は、

そこに行ったからには、スポーツ以外することがない

という環境に身を置くことができることです。これが自宅であれば、たとえばせっかく腹筋をしようと思っても、ついつい本を読んでしまったり、テレビを見てしまったりすることも多いのではないでしょうか。

したがって、何らかの形で、「必然的にスポーツをしなければいけない環境」を、自宅か

職場の近くに整えるわけです。

＊コツ②「ゲーミフィケーション」を活用せよ

スポーツを続けるときに役に立つのが

ゲーミフィケーション

という考え方です。

マイレージや顧客ロイヤリティプログラムなどにも生かされているゲーミフィケーションは、まるでゲームを楽しむかのように、企業や個人が自分の課題を解決するために、それぞれの学習の強化プロセスや最適なフィードバックのしくみを作ることと定義されます。

つまり、私たちが何か体にいいこと、運動にいいことをすればするほど、まるでＲＰＧ（ロールプレイングゲーム）のようにポイントが貯まり、レベルアップしていくのがわかるように履歴が記録されることで、モチベーションが高まっていくしくみです。

「陸《おか》マイラー」と呼ばれる人たちは、飛行機に乗ることでマイルを貯めるのと同じように、普段の生活の中でもマイルが貯まるように行動する人々のことを指します。これは、経済的な合理性を追求しているというよりは、自分が何マイルを「陸」で貯めることができるのかを楽しみとしているのです。

運動も一緒です。

私たちも、運動をするとまるで自分のマイルが貯まるかのようなしくみを作っていけばいいのです。

私は、「歩数計」「体重計」を持ち歩いて自分の歩数と体重を記録しています。どちらもインターネットにつながる機器を使い、サーバーに記録を送っています。活用しているのは、タニタの「からだカルテ」というサービスです。

からだカルテ

http://www.karadakarute.jp/tanita/

『体脂肪計タニタの社員食堂――５００ｋｃａｌのまんぷく定食』（タニタ、大和書房）のレシピ（ちなみに、タニタのレシピも、N／Cレートを高めた典型的なメニューです）で有名なタニタは、体重計や体脂肪計のメーカーです。

歩数計を持ち歩いていると、階段を使うかエスカレーターを使うかと迷ったとき、なんとなく階段を使うほうを選ぶことができます。単に歩数計のカウントが増えるだけなのに、それだけで不思議と嬉しくなるものです。

とにかく、何かの努力をしたとき、その学習が強化されるようなしくみが必要です。しかし残念ながら、こと体重に関しては、努力してもそれがなかなか反映されない傾向にあります。

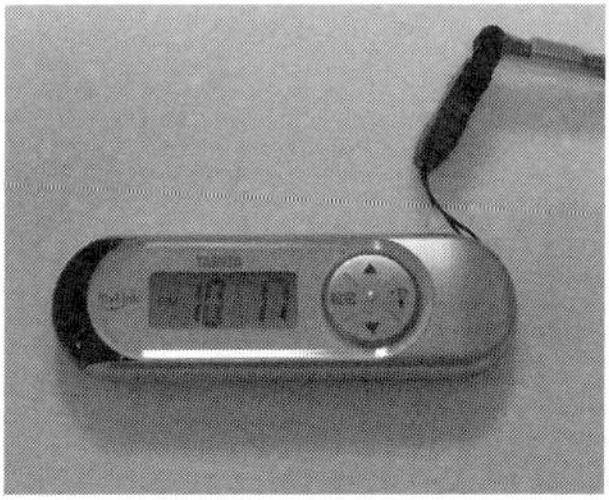

タニタの歩数計

したがって、運動を始めても、始めた頃に単に体重計だけを眺めていると、

あんなに運動したのに、ちっともやせない。だったら食べてしまえ

ということになりやすくなります。

それを防ぐためには、

そのプロセスにいたるまでの努力を明確化すること

が重要です。そのためには、ゲーミフィケーションのしくみ、ここでいえば歩数計が役に立つのです。

もちろん、ゲーミフィケーションは歩数計だけを指すのではありません。私の自転車は「サイクルコンピュータ」といわれる速度計や距離計がついています。この距離計はカロリー消費量も表示されるようになっています。

たとえば自転車で10キロメートルくらい走ると、120キロカロリーくらい消費したということがわかるようになっています。このように数字が一目でわかると、「もっと自転車で走ろう」という気分にどんどんなっていきます。

友人と何かを競い合うのも、ゲーミフィケーションの一種です。一例をあげると、ダイエットをする際、期限を決め、友人と互いに切磋琢磨して負けたほうが食事をごちそうするようなしくみです。

何かにチャレンジする際、「自分との闘い」といったような表現がされるのをしばしば目にしますが、自分と闘うのは大変です。自分でゲームを設定し、その主人公となって楽しむような形を考えてみるのも一つの手ではないでしょうか。

ゲーミフィケーションの対象は、ウォーキングでも、ランニングでも、トライアスロンでも、自転車でも、何でもいいと思います。何らかの形で、

・運動すること
・運動の結果が自分によい気持ちを与える学習フィードバックのしくみを設定すること

が重要です。

＊コツ③ 他人から監視されよ

私が金スマで行った「ロングブレスダイエット」で多くの人に聞かれるのは、「ロングブレスダイエットで本当にやせられますか？」という質問です。その答えは、

美木良介さんが推奨する通りに行えば、必ずやせます

です。

ロングブレスダイエットでは、3秒で息を吸い、7秒で思い切り吐ききるということを繰り返します。そのとき、肩胛骨をしっかりと回したり、横隔膜呼吸をしたりすることで、ふだんはあまり使わない筋肉が鍛えられます。すると、骨盤がしっかりと立つようになり、歩き方もよくなります。

ウォーキングや通常の運動のときにも、4歩で吸って4歩で吐く、あるいは8歩で吐くような長い呼吸を推奨しています。

こういった呼吸法は理にかなったものであり、大変有効です。しかし、これまで何度も説明しているように、課題は、

それをどうやって続けるか

です。私の場合、なぜロングブレスダイエットを続けられたのかというと、体重とウェストを、毎日、金スマのスタッフにメールで報告し、かつ、１週間に一度、撮影と計量があったからです。このように、「他人の目」があったので続けることができたのです。

また、金スマの企画では、私以外にも女性アナウンサー１人、男性ディレクター１人、女性アシスタントディレクター１人の合計４人で同時にロングブレスダイエットを行っていたため、互いに切磋琢磨しながらゲーム感覚で取り組めたことが功を奏しました。

すなわち、このように、運動を続けるためには自分以外の「第三者の目」がどれだけ光っているかということも必要になります。

同じようなゲーム感覚でいえば、例えばWithingsという体重計はWiFiにつながっていて、体重と体脂肪を記録してくれるほか、その体重をなんと自分のツイッターにツイートしてくれます。

Withings
http://www.withings.jp/ja/bodyscale

どうでしょう。ここまでやれば、誰でもやせられるのではないでしょうか。大事なことは、他人の目を使ってどうやって自己規律を高めるしくみを作ることができるかというアイデアになります。

私は、前述したタニタの「からだカルテ」のサービスで、「からだサポート倶楽部」というオプションサービスに入っています。これは、一人一人にコーチが付き、食べ物へのアドバイスや運動のアドバイスをメールや電話で行ってくれるサービスです。

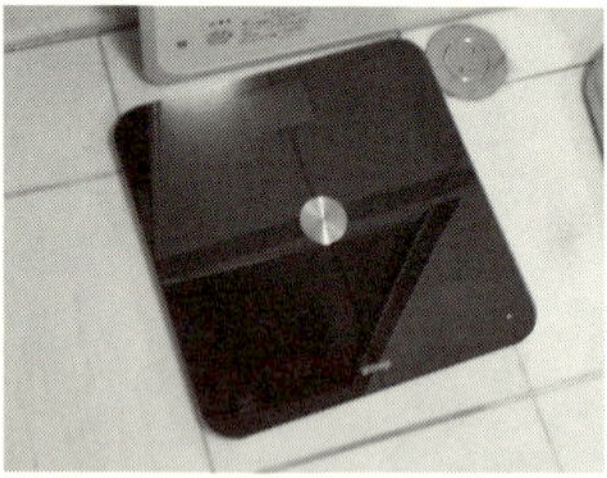

ウェブと連動している体重計

からだサポート倶楽部

http://www.karadakarute.jp/tanita/support_club/index.jsp

このサービスは、1ヶ月あたり1500円や3000円といった、比較的廉価に設定されています。手取り足取りというわけにはいきませんが、このように、

自分以外の第三者が、
目標としてコミットしたことに近づいているかどうかを監視している

ことが大事です。毎日歩数計をつけていても、なかなか1万歩までは到達しない日も多くあります。でも、実際にサポートをしてくれている人から、

きちんと1万歩を歩いているときは体も締まります。引き続きがんばりましょう

といったメールが届くと、「ああ、私のデータを毎日見ていてくれる人がいるんだなあ」と、とても励みになります。

いま、あなたの運動習慣や体重を監視している人はいますか？　もしいなければ、何も変わらないはずです。ウェブでも、サービスでも、どんなしくみでもけっこうです。「監視のしくみ」を必ず作ってください。

＊コツ④　あなたの体型は、あなたの友達の平均値になる

運動を長続きさせる一番のいい方法は、運動をする友人と、なるべく長く一緒にいることです。

私たちの象さん（感情）同士はとても仲良しで、となりの象さんがすることのマネをしたがります。ですから、もし、あなたの象さんが運動を好きになるように調教したいと思ったら、運動好きの象さんとお友だちになればいいのです。

この点、やはりスポーツクラブがいいのは、そこで運動する人たちと友達になれるからです。誰しも、友達と同じ活動をして経験を共有したいと思うのはごく自然な成りゆきです。だから、運動したいと思ったら、運動する友達に囲まれればいいわけです。

サッカーでも、野球でも、テニスでも、ゴルフでも、スカッシュでも、なんでもいいと思います。自分が楽しめるスポーツがあって、そこに向かって一緒に楽しめる仲間がいれば、私たちも運動を自然と長く続けられるようになるはずです。

街に出たときに、そこにいるグループの体型をちょっと観察してみてください。体型がば

らついたグループは少なく、太っている人たちはそれなりに太っている人と、スリムな人たちはそれなりにスリムな人たちと一緒にいることに気づくと思います。

このしくみについては、

・『つながり――社会的ネットワークの驚くべき力』
（ニコラス・A・クリスタキス、ジェイムズ・H・ファウラー、鬼澤忍訳、講談社）

に詳しく載っています。

運動している友人をたくさん作り、運動している友人と一緒にいる時間をなるべく長く共有してください。

私が主宰している「勝間塾」という私塾には、ランニングクラブがあります。これまで走る習慣がなかった人たちでも、リーダーグループの人たちに率いられることでさまざまなイベントや大会に出るようになりました。それはもう、本当にびっくりするくらいです。もちろん、体型もスリムになっていきました。

運動を続けるためには、どんなに高い運動器具を買うよりも、「運動を続けている友達をたくさん作ること」が一番効果的なのです。

＊コツ⑤「実益」のある運動に集中せよ

私たちは報酬に従って動く動物です。そのため、運動をしても、それに対して十分な報酬がなければ結局は長続きしません。したがって、ふだんの運動がそのまま「実益」につながる方法を見つける必要があります。

私の場合、その「実益」は自転車でした。もともと私は人混みが苦手で、電車のラッシュなどはもってのほかです。人づきあいも苦手なため、タクシーで運転手さんと2人きりの状況になるのでさえ、実はあまり好きではありません。

では、「車を使えばいいのでは?」と思われるかもしれませんが、都内で車を使うと、到着時間を読むことが難しくなります。そこで見つけたのが、

自転車移動

でした。疋田智さんが自転車通勤でものすごくやせたという『自転車通勤でいこう』（WAVE出版）という本を読んでからこれにハマったのです。

ただ、私の場合、自転車を使うようになってもあまりやせませんでした。これには、その頃の食生活がやや暴飲暴食気味だったことが影響しています。実感としては、「太っていくのを抑えていた」という感じでしょうか。

事実、私は２０１１年にバイクに関心が移ったため、それまでほぼ毎日乗り続けていた自転車をやめると、１年間で5キロくらいも太ってしまいました。ただ、これは逆にいえば、自転車には「太ることを防ぐ」という実益があった証しです。苦手な人づきあいを避けられることにも役立ったので、二重の実益があったと実感しています。

このように、実益のある運動は、人によって違うと思います。いずれにしても、

ごほうび

がないと、私たちの象さんは簡単に運動するのをやめてしまうのです。いくら象使いがそっちに行けといっても、そこにエサがなければ象さんは動かなくなってしまいます。

そこにエサがあるかないかをぜひ確認してみてください。

また、運動では、単に筋肉をつけるだけでなく、何のために筋肉をつけるのかを考えることも大切です。そうでないと、筋肉をつけること自体が目的になってしまいます。よりよい姿勢を得るために筋肉が必要なのか、目的とするスポーツがうまくなるために筋肉が必要なのか、それによってつけるべき筋肉もまったく違ってきます。この点については、次の本により詳しい内容が載っています。興味のある方は参照してください。

・『使える筋肉・使えない筋肉』（谷本道哉、石井直方監修、山海堂）

筋トレをハードウェアの強化、筋肉を上手に動かすことをソフトウェアの強化に喩え、そのバランスが重要であるということを力説しています。

＊女性専用トレーニング施設「カーブス」の衝撃

ここまで、5つのコツを説明してきました。ここで、この5つのコツが合理的な形で含まれているジムをご紹介しましょう。

私が最近衝撃を受けた、「カーブス」という女性専用のサーキットトレーニングを行うジムがあります。すでに全国に１０００以上の店舗を持ち、会員数も50万人近い人気のジムです。私も会員になりましたが、このジムには、この５つのコツが合理的な形で含まれています。

コツ① 運動習慣のコントロールに集中せよ

基本的に、徒歩圏で通えるお客さんを想定しています。そのため、シャワーも着替えも原則は自宅で済ませることを推奨しています。また、「30分健康体操教室」と謳っているように、予約不要、１回が30分の設定になっている点も、運動に集中できるしくみであるといえるでしょう。

コツ② 「ゲーミフィケーション」を活用せよ

通えば通うほど「カーブスポイント」が貯まります。そのポイントが貯まるとタオルやTシャツがもらえます。〝新人〟は、それを見るとうらやましくなります。

コツ③　他人から監視されよ

月に1回、測定があります。測定するとカーブスポイントが貯まるので励みになります。また、1週間以上ジムに行かないと、トレーナーから「どうしたのですか」と電話がかかってきます。ジムのトレーナーのみなさんは、こちらの名前をすべて覚えているだけでなく、積極的に声をかけてくれます。

コツ④　あなたの体型は、あなたの友達の平均値になる

同じ年くらいの人たちが頑張って動いているのを見ると、やはり、「ああ、頑張らないといけないなあ」、そして、「あのくらいの体型にならないといけないなあ」と身が引き締まる思いをします。また、店内には、どの人がどのくらいやせたのかという実績値が示されています。

コツ⑤　「実益」のある運動に集中せよ

ヨガのような難しいポーズや、ピラティスのような複雑な動きをするものは一切ありません。ふだん、私たちがよく使う筋肉だけに集中します。マシンも油圧式なので、細かい調整の必要もありません。このため、短時間でダダダ――ッとトレーニングでき、コンスタントに通えば確実に体脂肪率などが下がってくるといった「実益」が得られます。

＊「やせる！」ために「緩める」

さて、ここまで触れてきた5つのコツについては「そうそう、その通り」と、納得していただけるのではないでしょうか。最後に、比較的認知度が低いコツ⑥を考えてみましょう。

＊コツ⑥　体は「鍛える」ことだけではなく、「緩める」ことにも気を遣え

私たちは、「運動」というと筋肉を「鍛える」ことばかりに意識が向いてしまいますが、たとえば「腹筋を鍛えすぎると腰痛の原因になる」という話を聞いたことがあるでしょうか？

・『腹筋運動をすると腰痛になる』（松尾毅、アチーブメント出版）

私たちは、多くの緊張を強いられる毎日を送っています。そのため、肩や腰、足などは「こわばっている」状態に置かれています。この本では、それらの筋肉を緩めることなく逆に鍛えすぎてしまうと、ますます緊張し、体が動かなくなってしまうと指摘しています。

私はこのことを、たまたまテレビ番組の収録で知り合った〝美魔女〟の木村友泉さんから詳しく教えてもらい、「エ――――ッ」と、目から鱗が落ちたものでした。

・『たった1分身体のめぐりが変わる！　ゆ・と・りダイエット』

（木村友泉、佐藤青児監修、青春出版社）

木村さんは私より10歳ほど年上の方ですが、ど～～～見ても、私より10歳くらい年下にしか見えません。若さを保つ秘訣は、リンパケアをして、筋肉の過緊張を取っていくことだそうです。私たちがどれだけ過緊張の状態にあり、体のさまざまな部分がどれだけこり固まっているのか、びっくりするくらいだと木村さんは言います。

これらの主な原因は、

デスクワークのしすぎ

です。座りっぱなし、手を前に出しっぱなしだと、それに沿った筋肉がすべて過緊張の状態になり、肩は内側に、膝も内側に入っていきます。その結果、猫背といった、人間の自然な姿勢からほど遠い状態になっていきます。

そして、腰痛になったり肩こりになったりしてお医者さんに行くと、

腹筋、背筋の鍛え方が足りない

とか、

首の筋肉が弱い

などと言われ、せっせと筋トレに励むようになるのです。

しかしこれは、完全に間違ったトレーニングです。筋肉が過度に緊張した状態では、その緊張を取るために、首筋や肩、肩胛骨まわり、鎖骨まわりなどを積極的にやわらかくすることが必要です。足をトントンとしたり、体を揺すったりするなど、さまざまなリラックス法で過緊張を解いてあげることが重要なのです。

こういった過緊張を解いていくと、筋肉の付き方は自然とよくなり、代謝もよくなっていきます。そして、「やせる！」体になっていきます。

歩くときも、腰まわりが緊張しすぎていると骨盤が寝てしまうため、全身をうまく使ったウォーキングにはなりません。間違った姿勢でウォーキングしても、かえってさまざまな障害を引き起こしてしまうのです。

肝心なことは、「緩める」ことです。詳しくは、次の本を参考にしてください。

・『疲れがスーッと消える！　超脱力こんにゃく体操』（畠山真弥、講談社）
・『体幹を鍛える　コアトレ　スタートブック』（有吉与志恵、学研パブリッシング）

サウナやお風呂に入ると気持ちがいいのは体が緩むからですが、最近流行りのストレッチポールを使ったエクササイズや振動エクササイザーも、要はすべて、体を緩めることに焦点を合わせています。
これまではあまり意識していなかった「緩める」トレーニングを、「やせる！」体のためにぜひ意識してみてください。

＊忙しい人でも「これだけはできるのではないか」というポイント

ここで、「コツはわかったけど、その時間がないから苦労してるんだよ」という声が聞こえてきそうです。時間をどのように作るのかについては次の項で説明しますが、その前に、ここでは時間のない人でも実行可能な５つのポイントを挙げておきます。

忙しい人に最低限、守ってほしい5つのポイント

①階段にするかエレベーターにするか迷ったようなときは、必ず歩く。万歩計をつけて、最低でも１日５０００歩は目指す。

②ふと気づいたときには、リラクゼーショントレーニングをする。体を揺らすだけでも、足をトントンとするだけでも、鎖骨をさするだけでもOK。

③自宅以外でトレーニングすることを習慣化する。ジムでも、仲間とのランニングでも、ゴルフでも、なんでもいい。とにかく、「週に1回以上」を心がける。

④運動仲間を最低3人は作る、そして、互いに運動を報告し合う。最近はフェイスブックをはじめ便利なツールがたくさんあるので、それを活用する。

⑤呼吸と姿勢に気をつける。呼吸は深く、姿勢は骨盤をしっかり立てて座ったり立ったりする。

さまざまな工夫を身につけて、あなたの象さんを上手に飼い慣らしてください。

＊3本目の柱　「正しい生活習慣を作るための時間管理」

さて、最後の柱です。食事と運動がダイエットに必要だということを否定する人はいないでしょう。しかし、「やせる！」ために本当に必要なのは「時間管理」だと言ったらどうでしょう。びっくりするでしょうか。それとも納得するでしょうか。

私たちにはさまざまな制限がありますが、その中で最も大きいのは、日々の時間の使い方です。その時間をどのように使うかで、私たちの生活習慣は決まってきます。

＊毎日、１時間の自炊、または適切な食材を買う時間、30分の運動時間を捻出する

毎日、最低限必要なのは、
①N／Cレートのよい食事を用意するための時間、自炊、または適切な食材を買うための時間、１時間
②運動のための時間、30分
です。

おそらく、①、②とも、ほぼゼロという人が多いはずです。その場合、確実に太っていく

か、生活習慣病に近づくリスクが高まります。もちろん、N／Cレートに詳しい家族の方が料理を作ってくれたり、タニタのような社員食堂がある会社で働いている方もいるかもしれませんが、ほとんどの方は違うと思います。

①に関しては、本当は自炊がベストです。なぜなら、市販品で買いそろえた食材でN／Cレートのよい食事を実現しようとすると、選択肢がものすごく限られる上に、それにかかる費用も比較的高くなるからです。

また、ここでは「1時間」と記しましたが、たとえば3食自炊となると、準備から片づけの時間までを含めると1時間というのはかなり厳しいと思われるでしょう。これに食材の購入時間まで含めれば、最低でも1時間半から2時間は欲しいところです。

それをどうやって1時間以内に収めるのか。ここで、さまざまな時間管理のテクニックが必要になってきます。

＊自炊を短時間で行うためのテクニック

そのテクニックとは、ハードウェアとソフトウェアの両方への投資です。まず、ハードウェアです。それは、とにかく、ただひたすらよい調理道具を使うこと――これに尽きます。

私は特に調理家電に凝っていて、ざっと挙げるだけでも、これだけの調理家電をほぼ毎日使っています。

・シャープ「ヘルシオ」……水蒸気オーブン
・パナソニック「ビストロ」……スチーム付き電子レンジ
・三洋（パナソニック）「スチーブン」……スチームコンベクションオーブン
・パナソニック「マイコン電気圧力なべ」……電気圧力鍋
・スロークッカー
・クッキングカッター
・バーミックス

なぜ、こんなにも多くの調理家電をそろえているのでしょうか。それは、

温度と時間をセットすれば、そのまま放っておけること

を追求しているからです。

たとえば、圧力鍋です。私はなぜ電気圧力鍋を使い、通常の圧力鍋を使わないのでしょうか。図を参照してください。

私は圧力鍋を使って豆を煮ることが多いのですが、ガスやＩＨレンジを使うと、ちまちまと側《そば》について、さまざまな操作をしなければなりません。しかし、電気圧力鍋であれば、セットすればずっと側についていなくて済みます。

理想は「レンジ台と鍋を使わない調理」です。私の場合、朝の時間に4〜5品、1日分を並行して作ることが多いので、それぞれの品につきっきりで調理するとなると、それにかかる手間ひまはかなりのものになってしまいます。

これらについて、私はよく炊飯器に喩えて説明しています。お米は、鍋で炊くこともももろんできます。ただ、多くの家庭では炊飯器を使い、「スイッチポン」で済ませていないでしょうか。これは、鍋を使って火加減を調節して、つきっきりで炊きあがるのを待っているよりは、研究に研究を重ねて誰もが使えるような構造になっている炊飯器を使ったほうが、手間がかからず、かつ、おいしいご飯が炊きあがるからです。

●同じ調理時間でも、ここまで手間がちがう！

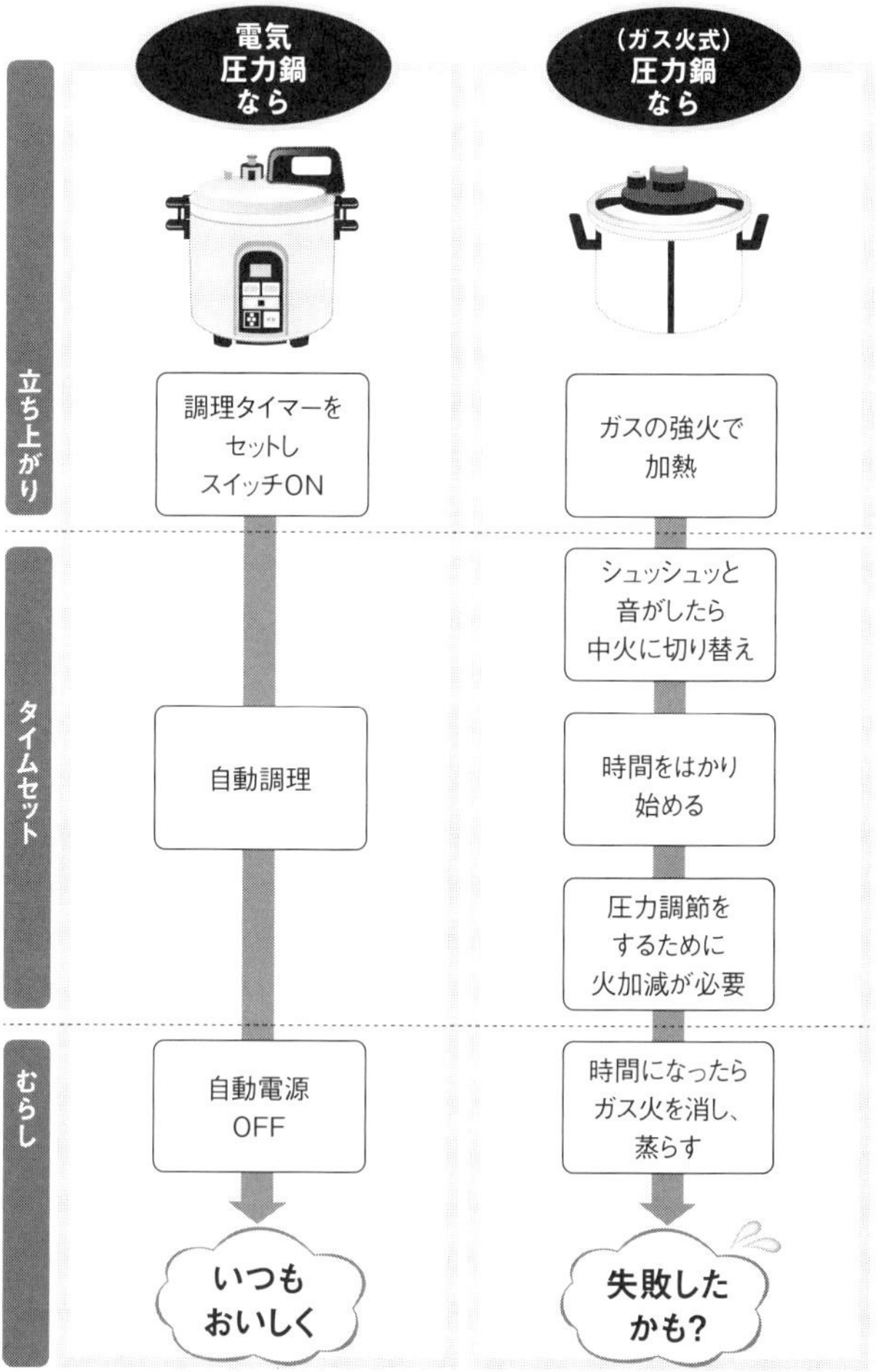

出所：パナソニックホームページより作成

調理家電も、これとまったく同じことです。火加減いらずで自動プログラムを使ったほうが、ほとんどの料理は楽に調理することができ、かつ、おいしくなります。では、なぜこの方法はそれほど普及していないのでしょうか。それは、それだけの初期投資をできる人がまだ少ないからです。

しかし、私が以前、ITを駆使した勉強法である

・『無理なく続けられる年収10倍アップ勉強法』（ディスカヴァー・トゥエンティワン）

を上梓した頃は、「勉強のために莫大なお金を注《つ》ぎ込む」というのは異端視されていました。ところが、それから5年たったいまはどうでしょうか。この考え方は普通の考え方になっています。

これと同じことが、台所にも起きると思っています。私は一応、セットで何十万もするよい鍋セットなども持っていますが、ほとんど使っていません。なぜなら、調理家電と数千円のシリコンスチーマーの組み合わせのほうが、ずっと簡単に調理でき、おいしい料理ができあがるからです。

特に、スチームコンベクションオーブンとシリコンスチーマーの組み合わせで料理をすることを覚えたときには、これまでの火加減の苦労や、鍋につきっきりで材料をかき回さなければならなかったり、灰汁《あく》を取ったりしていたのは何だったんだろうと思ったほどです。

シリコンスチーマーに材料と調味料を入れて、一度か二度、温度と分数をセットして「チ――ン」すれば、玄人《くろうと》はだしの料理ができあがるのです。最近はプロの料理人もスチームコンベクションオーブンを使っています。そのレシピもネットで豊富に公開されているので、それを活用さえすれば、誰でも玄人並みの料理が作れるのです。

一方、ソフトウェアに関しても、多種多様なレシピ本が出回っています。クックパッドのような料理レシピサイトを使えば、自分以外の人の知恵を簡単に応用することもできます。

そして、毎日料理し続けていれば、頭の中のシナプスがつながるようになり、「これとこれを組み合わせてこのように調理すれば、このような料理ができる」というのが連想できるようになってきます。このような状態になれば、調理も断然、楽になります。

＊「ほったらかし調理」の腕を磨く

次のメニューは、ある日の晩に作った料理です。

・**五目豆**
・**青梗菜とシメジのオイスターソース和え**
・**焼き芋**

この調理にかかった時間は、五目豆と青梗菜とシメジのオイスターソース和えがそれぞれ約10分強、焼き芋にいたってはほとんどゼロです。

五目豆は圧力鍋で炊いた大豆を、1センチ大に切ったニンジン・ゴボウ・こんにゃくと混ぜて煮汁に入れ、スチコンで「50分間」にセットして「チ――――ン」と鳴るまで放置して終了、青梗菜は、青梗菜とシメジをスチコンで12分ほど蒸して、そこに鍋で簡単に作ったオイスターソース（水、鶏ガラスープ、オイスターオイル、酒、かたくり粉を混ぜたもの）をからめたら終了です。焼き芋は、ざっと洗ったお芋をオーブンにつっこんで「焼き芋」という自動メニューを押したら終了です。

もし、これらをそれぞれ鍋でじっくり煮たり、フライパンで炒めたり、蒸し器で蒸したりしたらどうでしょう。台所から離れられないに決まっています。

つまり、時間を効率的に使うためには、

ほったらかし調理

の腕をいかに磨くか、ということが重要になります。

＊H＝N／Cのための「ほったらかし調理」が意外と普及していない理由

なぜ、N／Cを上手に実現するための「ほったらかし調理」がそれほど進んでいないかというと、おそらく、N／Cレートのよい料理というのは、「時間のある人」が「手間ひまをかけながら作る」ことが前提のように考えられているためだと思います。

事実、料理のレシピ本の多くは、「正直、ここまでの手間ひまはかけられないよ」というものばかりです。一方、短時間調理のレシピというのは、加工食品を使ったり、肉類が多かったり、扱いが面倒な電子レンジ調理が多かったりと、N／Cレートのよい食事から離れる料理が多く見受けられます。第一、このような料理はあまりおいしくありません。

「ほったらかし調理」のためには、ある程度の設備が必要になります。しかし、残念ながら、日本は欧米に比べるとオーブンやスロークッカーの普及率が低く、また、それらを持っていたとしても、使いこなせていない人が大半です。

その原因には、日本社会はこれまで性的役割分担の考えが強かったため、多くの料理本が、時間と手間ひまをかけられる専業主婦を前提にしてきたということが挙げられると思います。したがって、ワーキングマザーや男性をターゲットにした料理本は、「時短」料理であり、けっして、「N／Cレート向上」のための料理ではありませんでした。

スロークッカーや蒸し器については、『家族のごはん作り1　道具を上手に使う編』（有元葉子、メディアファクトリー）などの本がわずかにありますが、スチコンについては市販レシピなどは皆無です。もっとも、これは家庭にスチコンがほとんど普及していないせいもあります。

だからこそ、「ほったらかし調理」というのは、「変われない」を変える方法を述べた『スイッチ！』（前述）で語られる、「ブライト・スポット」（すべてがうまくいっていないようなところでも、小さくても・少しでもうまくいっている部分のこと）だと確信しています。

すなわち、「手軽に、いかにN／Cレートのよい、おいしい食事を自炊するか」が鍵だということです。そして、そのためには、１日１時間程度で終えられることが必須になってくるわけです。

これまで、栄養価たっぷりの食事は時間がかかり、短時間のものはそれなりのものでしかありませんでした。それを、調理家電を活用することで、

調理の時間そのものはかかるかもしれないけれども、
人がついていなくてはならない時間を極小化する

という、新しい調理の視点が登場するわけです。

＊運動についての時間管理、30分をどうやって捻出するか

一方、運動については30分の時間を捻出するのはさほど難しくありません。

ふだんより、30分、余計によく歩くこと

これがすべてです。もしこれができれば、実はスポーツクラブに行く必要も、運動機器を買う必要もありません。

家から駅まで、あるいは駅やオフィスではエレベーターやエスカレーターではなく階段を使う、買い物に行くときは、自転車や車ではなく、徒歩にする、徒歩で難しい場合はせめて自転車にする――この繰り返しです。

「でも、それがなかなかうまくいかない」「そうは言っても……」と嘆く人はどうすればいいのでしょうか。やや極端かもしれませんが、一番いいのは、

マイカーを持たない

という選択です。最近は、格安のレンタカー会社も増えてきました。車や駐車場にかかる維持費用の面からも、また、健康の面からも、この選択は極めて有効な手段であると私は考えています。車がないと不便な地域に住んでいる方でも、駐車場を自宅から少し離れた場所にするなど、工夫次第で徒歩や自転車を使う機会も増えるはずです。

私は自力で移動するときの目安として、

［片道］

- **１・５キロメートル以内は徒歩**
- **12キロメートル以内は自転車**
- **それ以上はバイクか車**

と決めています。こうした自分なりの基準を設けることもお勧めです。

＊「おうちジム」を作ろう！

スポーツクラブがどんなに自宅近くにあったとしても、往復の時間や着替えのことを考えると、5分や10分、少し時間が空いたからといってなかなか行くことができないのは誰しも同じだと思います。

そこで私は、自宅にストレッチポールやバランスボール、腹筋マシンや振動エクササイザー、さらにステッパーやダンスダンスレボリューションのマットなどを置き、すき間時間をうまく使って運動しています。

人間は、視界に入ってくることで刺激を受ける習性があります。私は、この「視覚が刺激を受けることによって行動が促され、選択する」という習性を活かし、自宅での運動を促すしくみを作っています。みなさんも、ぜひ「おうちジム」を作ってみてはいかがでしょうか。

＊１日１時間半の投資を支える「気力」を養うには、１日の労働時間を８時間以内に抑えよう

また、調理をせっせとすることも、意外にいい運動になります。歩数計をつけるとよくわかるのですが、台所でちょこちょこと動き回ると結構な歩数になります。

このように、運動の30分は、調理の１時間に比べると「ながら系」が多いので、時間を捻出するのは比較的簡単だと思います。

そうは言っても、たとえば１日10時間も働いて家に帰ってきた場合、わずか30分とはいえ、調理したり運動したりする元気は残っているのでしょうか。

正直、その元気は残っていないと思います。

私も、会社勤めをしていた頃は、勤務時間が長くなると、家に帰ってから他のことをする気力はあまり残っていませんでした。

日本は他の先進国に比べると、労働時間が長いことで知られています。一方、一人あたりの付加価値はけっして高いとはいえません。これは、成果の上がらない仕事に時間を投資し

すぎていることを端的に示しています。

たとえば日本とフランスでは、両国の一人あたりのGDPは購買力平価を基準にした場合、それほどの大差はありません。しかし、フランス人の労働時間は日本人の3分の2です。これは時給に換算すると、日本人の1・5倍です。これだけが要因ではないと思いますが、フランス人が毎日のように家で食事し、夏休みなどに長い休暇が取れるのも、こうした背景があるのは容易に推測できます。

「やせる！　というのは、ワークライフバランスを取り戻すこと」だと前述しましたが、私は、勤め人であっても自営業の人であっても、1日の労働時間は8時間以内に抑えるべきだと思い、それを推奨しています。

うちの会社はそんなの、ムリムリ

と思っている人も多いでしょう。しかし、そう思っている限りは、1時間の調理時間も30分の運動時間も捻出するのは難しいでしょう。そして結局、やせることもできないと思います。

私が、マッキンゼーというコンサルティング会社に28歳で入社したときの体重は52キロでした。しかし、入社後すぐに出産したということもありますが、産後復帰してから家事・育児と長時間労働を両立させるストレスがたまり、その頃から文字通りぶくぶくと太りはじめました。１ヶ月に１キロは体重が増えるという有り様で、最高時の体重は67キロでした。

当時、会社の先輩だったＤｅＮＡの創業者、南場智子さんから「またおめでた？」と聞かれるくらい、下腹がポコッと出ていました。

こうなってくると、どんなにジタバタしても、なかなかやせません。それどころか、激務のせいで夜食が楽しみで、それでもわずかに抵抗して少しでも健康にいいようにと、

ベジタブルピザ

を夜中に注文したりして、１人でＭサイズをペロリと平らげるわけですから、健康にいいわけがありません。当時、もし長時間労働を防ぐことができ、家できちんと料理する時間や運動する時間があれば、こんなに太ることはなかったでしょう。

実際、当時のマッキンゼーでは、すべての人が長時間労働に従事していたわけではありま

せんでした。生活における優先順位を考え、仕事を早く終わらせていた人もいました。

では、労働時間はどのように短くすればいいのでしょうか。

私は、それは「覚悟」の問題だと思います。

私は、マッキンゼーから証券会社に移った後は、他のアナリストと同じくらい長時間労働をするふりをしながら、ジムに通ったり、あるいは健康にいい食事を提供するレストランに出向いて食事をしたりしていました。

つまり、本人が「こうする」と決めてしまえば、なんとかなるものです。もっとも、当時のこうした努力は突発的で長続きしなかったため、やせたり太ったりを繰り返していました。

でも、30代を通して私は

8割の労働時間で、いかにライバルの1・5倍の成果を出すか

ということを常に考えていました。

私はその後、

自分を軸にして、時間のコントロール権を取り戻す

ために独立することになりましたが、勤め人であっても、「自分の時間をコントロールする」ことはできると思います。それが、「やせる！」ための一つの鍵です。

別の言い方をすると、

・食生活のための1時間
・運動のための30分

というのをまず第一に考えて生活を組み立てるということです。つまり、この２つが先にあり、その合間に仕事をするくらいの優先順位です。

これはとても有効です。なぜなら、正しい食生活と正しい運動習慣が根づいていれば、仕事も早くなるからです。正しい食生活を送っていれば、血糖値が極端に上がったり下がったりすることはありません。また、満腹で眠くなるとか、逆に空腹でイライラするようなこともなくなるでしょう。一方、適度な運動を行っていれば、肩こりや腰痛に悩まされるような

こともありません。つまり、仕事の効率が上がるのです。そして何よりも、

自分で自分の生活をコントロールできている

という自己充足感が生まれます。その結果、さまざまな問題やトラブルが生じても、自信を持って対応することができるようになります。

＊時間管理のコツは、「自己啓発」をバカにせず、実行すること

日本には、自己啓発本をたくさん読む人や、そこから得たもので努力する人を、

なにも、あそこまでする必要はないんじゃない？

と、白い目で見る風潮があると私は思っています。これは、自分は努力していないにもかかわらず、身近に努力している人を見ると、その人の「コンフォートゾーン」（その人が一番

心地よいと思う生活）が脅かされるためでしょう。

だから、努力している人をうっとうしく感じ、自分もイライラするようになり、自分を安心させるために相手の足を引っ張るようになります。

もし、あなたがこれからN／Cレートのよい食事を始めようとしたり、労働時間を短くしようとしたりすると、

・もうやせているからいいじゃない
・極端すぎない？
・そこまでしなくても

という声が必ず聞こえてくるはずです。しかし、決めるのはあなたであって、あなたのまわりにいる人ではありません。

他人に干渉する人は、「人は誰しも、他人から干渉されることは不愉快である」という非常に単純な法則を理解していません。もちろん、互いにアドバイスし合うことは人生に必要です。しかし、アドバイスというのは、相手から求められたときに初めて、そして誠心誠意

を尽くして行うものであって、求められてもいないのにするものではありません。求められてもいないアドバイスを勝手にするのは、単なる干渉です。

あなたがこれからやせようと努力すると、さまざまなノイズが生じることでしょう。また、バカにしたり、止めようとしたりする人が増えてくることでしょう。

しかし、それが自分にとって大事なことかどうかを決めるのは、あなたであって、それを干渉してくる人ではないのです。

＊「効率的な時間管理」とは、問題解決を繰り返すことである

さて、本章の最後にもう一度、日常の時間管理の話題に戻りましょう。私たちは、日々のルーティンワークに関しては、習慣化さえ身についていれば、難なく、そして効率よくこなすことができていると思います。

しかし、それができなくなるような〝時間泥棒〟が現われるのは、多くの場合、日常生活の中で「問題」が生じたときです。その最大の「問題」の一つは、「健康」問題です。健康を害すると、とてつもない時間とお金がムダになります。これまで私が「やせる!」ことに

重点を置いて繰り返し強調してきたのは、このためです。

もちろん、日常生活で生じる問題は健康の問題だけではありません。他にも、夫婦関係がうまくいかない、子どもの問題、嫁・姑の問題、ご近所トラブル、得意先と意思疎通がうまくはかれない、新商品の売れ行きがはかばかしくない、上司との折りあいが悪い、新しく来た部下の働きがいまひとつであるなど、人生は問題の連続でもあります。

でも、時間管理が上手な人は、こういった問題を先送りせず、短期的には時間を食ったとしても、中長期的にはより時間を効率的に使えるよう、問題解決を繰り返す人です。私はしばしば、

問題解決マニアになれ

という表現を使いますが、「やせる！」という課題は、問題を解決するための格好の題材です。なぜなら、そこには食生活の改善、運動習慣の改善、時間管理の改善と、人生を生き抜くために必要な課題が凝縮されているからです。

逆にいえば、やせられない人というのは、問題を先送りにする人です。食生活の改善のた

めの具体的な方法を先送りにし、運動習慣の改善を先送りにし、それらのための時間を捻出する課題も先送りにします。そして、先送りにする中で、誇張され、信憑性の薄い「○○だけダイエット」に飛びつき、失敗し、そしてまた、次のダイエットに向かうのです。

＊「やせる！」ことを問題解決の最高のケーススタディとして取り組んでみよう

このように、「やせる！」というのは、問題解決のための最高のケーススタディです。どのような仮説を立て、どのように情報を収集し、どのように実行し、どのように検証し、どのようにフィードバックするのか。問題を解決するためのプロセスを自分で管理してみてください。

本書ではここまで、私なりのヒントを挙げてきました。今度は、

こういう方法だったら、自分でも食生活を改善でき、
適度な運動に取り組むことができ、そのための時間管理もできる

という仮説を作り、それを自分なりの軸として検証し、実践してほしいのです。

私がここで、「14日間プログラム」というものを提示することも可能です。しかし、それはしょせん、他人が作った仮説です。その仮説が合うかどうかは、それぞれが自分で試して実行してみないとわかりません。

私たち人間は、成功よりも失敗からのほうがより多く学ぶことのできる生き物です。「易行」に飛びついて失敗する癖を改め、自分自身の問題設定と解を、この機会にぜひ見いだしてください。

1年後、スリムになったあなたに、「ああ、この本が『やせる！』きっかけになったんだなあ」と思っていただくことができれば、それが私にとっての一番の喜びです。

本書を読んで、あなたは優秀な象使いになったはずです。

今度は、象さんを上手に飼い慣らしてください。

応援しています!!

［第3章］

これで学べば、やせられます!!

私はこれまで「やせる!」ことについて、数えきれないくらいの本を読んだり、調理器具を実際に試してみたり、ウェブを参考にしたりして学んできました。その経験から、良書や優良調理器具、優れたサイトなどを厳選してここに紹介します(本文で記したものも、改めて挙げています)。

これらを参考にして学べば、あなたもきっと「必ずやせられる」はずです!!

＊肥満全体について、その原因と推移を知りたい人

・『加速する肥満——なぜ太ってはダメなのか』(ディードリ・バレット、小野木明恵訳、NTT出版)

現代の食生活と肥満の問題を、進化論と行動医学の観点からわかりやすく教えてくれます。人はなぜ、なかなかやせられないのかもわかります。

・『そのひとクチがブタのもと』(ブライアン・ワンシンク、中井京子訳、集英社)

原題は『Mindless Eating』。なぜ私たちは太ってしまうのか、無意識（本書でいうところの「象さん」）がどれくらい誘惑に弱いのかを、さまざまな実験をもとに示しています。

＊肥満に関する学術調査の概要と、それに基づいた方法を知りたい人

・『ヘルシーな加工食品はかなりヤバい――本当に安全なのは「自然のままの食品」だ』（マイケル・ポーラン、高井由紀子訳、青志社）
原題は『In Defense of Food』。マイケル・ポーラン氏は食や農の専門のジャーナリスト。彼は本当によく取材・研究をしていて、中身も網羅的、かつ最新の成果が詰まっています。食や健康に関して信頼できる著者のうちの一人です。

・『Eat for Health――Lose Weight, Keep It Off, Look Younger, Live Longer』（Joel, M.D. Fuhrman, Gift of Health Press）

末邦訳。著者のファーマン博士は、２万以上の肥満や食生活に関する文献をレビューし、何千人もの肥満のカウンセリングにあたってきた医師。多くの人がこのプログラムに基づいて肥満を解消しました。同著者の唯一の邦訳には、『１００歳まで病気にならないスーパー免疫力』（白澤卓二訳、日本文芸社）があります。

・『The China Study』
（T.Colin Campbell Ph.D. and Thomas M. Campbell, BenBella Books）

栄養学の専門家であるキャンベル博士は、スポンサーに頼らない調査を目指しています。邦訳も出ていますが、タイトルも含めてややバイアスがかかっているので、私は原書のほうが好きです。邦訳は『葬られた「第二のマクガバン報告」』（上・中・下、松田麻美子訳、グスコー出版）。疫学調査やコーホート分析（一定の集団を年代を追って長期間比較検討する研究）に基づき、「ホールフード」「プラントベース」の食事を勧める内容です。

・「ヘルス＆ビューティー・レビュー」

http://www.hbrweb.jp/
講談社のサイト。ここでは健康や美について、科学的な知見に基づいた検証を行っています。定期刊行雑誌もあります。会員制。

＊N／Cレートの重要性について知りたい人

・『マンガ　読んだらヤセる本』
（山田豊文監修、ミイダチエ作画、トレンド・プロ制作、サンマーク出版）

山田豊文さんは健康に関する本を何冊も出されていますが、このマンガが一番わかりやすくまとまっていると思います。いくつかの点で異論はありますが、原則として賛成できる話がほとんどです。読んだら間違いなく（!?）やせられます。

・『たたかわないダイエット――わが娘はこうしてスリムになった！』
（丸元淑生、講談社）

「まごわやさしい」系の料理本を数多く書いている丸元淑生さんの本。ダイエット系の本は料理の専門家や医師によるものが多い中、元編集者という異色の経歴を持つ著者ですが、職業柄でしょうか、わかりやすく書かれているのが特徴です。

＊最新の調理方法や、加熱のしくみを知りたい人

・『おいしさをつくる「熱」の科学――料理の加熱の「なぜ？」に答えるQ＆A』（佐藤秀美、柴田書店）

それぞれの調理器具が持つ熱の特徴がよくわかり、家庭での調理方法の使い分けに役立ちます。

・『電子レンジ「こつ」の科学――使い方の疑問に答える』（肥後温子、柴田書店〈新版〉）

電子レンジも、使い方次第ではおいしく調理できることがよくわかります。

＊ローフードやマクロビオティック、グリーンスムージーなどの調理方法について知りたい人

・『ローフード――私をキレイにした不思議な食べもの』（石塚とも、グスコー出版）

ローフードの実践記録です。基本的にローフードは、レシピの参考になる、N／Cレートのよい食材ばかりです。

・『久司道夫のマクロビオティック入門編』（久司道夫、東洋経済新報社）

賛否両論のあるマクロビですが、この本を読むと、推奨者はそれほど極端なことは言っていないことがよくわかります。マクロビの手法というよりは、考え方を参考にしましょう。

・『グリーン・フォー・ライフ』（ヴィクトリア・ブーテンコ、山口蝶子訳、高木書房）

本文ではご紹介しませんでしたが、グリーン（生の緑の葉野菜）とフルーツと水をブ

レンダーで混ぜ合わせた「グリーンスムージー」と呼ばれる飲み物があります。これを世に広めたのが、この本の著者です。まずは先に「ローフード」のことを知り、それからこの本を読んでみてください。ちなみに、ローフードも度を超えると栄養が偏り、カロリーも不足します。私はローフードによる食事は食卓の半分を超えないようにしています。

＊肉食・塩など、議論が分かれている情報の可否について知りたい人

・『日本人には塩が足りない！——ミネラルバランスと心身の健康』（村上譲顕、東洋経済新報社）
塩だけを俎上《そじょう》に載せてその可否を議論しても意味がないことがわかります。

・『まだ、肉を食べているのですか——あなたの「健康」と「地球環境」の未来を救う唯一の方法』（ハワード・F・ライマン、グレン・マーザー、船瀬俊介訳、三交社）

・『肉食のすすめ』（柴田博、経済界）

肉食に関しては、賛否それぞれの立場で書かれている本の併読をお勧めします。私の結論は「度を超えて摂取するのはよくない」というものです。肉でしか摂れない栄養素もあれば、そうでないものもあります。私は週に2〜3回、肉を食べるという感じでいまは落ち着いています。

・『コレステロール値が高いほうがずっと長生きできる』（浜崎智仁、講談社）

塩と同様、コレステロールだけを取りあげて議論しても何の意味もないことがよくわかります。

＊食のリスク・フードファディズム・農薬について

・『フードファディズム――メディアに惑わされない食生活』（高橋久仁子、中央法規出版）

いきすぎたフードファディズムを牽制する本。

・『無添加はかえって危ない――誤解だらけの食品安全、正しく知れば怖くない』（有路昌彦、日経ＢＰコンサルティング）
「無添加」という言葉の曖昧さについて追求しています。

・『ほんとの野菜は緑が薄い』（河名秀郎、日本経済新聞出版社）
無農薬栽培の普及に取り組んできた著者が、真のナチュラルライフについて綴った本。繰り返しますが、両サイドの立場から書かれた本の併読をお勧めします。

・『食のリスク学――氾濫する「安全・安心」をよみとく視点』（中西準子、日本評論社）
リスク学の専門家によるもので、中立的な視点で論じています。食に関する「安全・安心」で迷ったときは、この本を参考にするのがいいと思います。

＊「まごわやさしい」料理のレシピとして参考になる本

・『「発芽玄米」で健康家族!!――健康で、美しく、キレず、ボケない』（安藤幹夫、H＆I）

香川県三野町の実話をもとに、発芽玄米の効用について説明しています。

・『おくぞの流　簡単　激早　たっぷり野菜おかず229』（奥薗壽子、講談社）

・『浜内式８強野菜ダイエットプラス』（浜内千波、扶桑社）

・『もどさずできる乾物料理』（庄司いずみ、家の光協会）

料理のレシピ本は数えきれないくらいの本を買って読みましたが、「まごわやさしい」「N／Cレート」という点で、実際の料理の際に一番参考になったのはこの３冊でした。

・『家族のごはん作り１　道具を上手に使う編』（有元葉子、メディアファクトリー）

本文の中で紹介しているブレイズ（青菜の炒め煮）をはじめ、おいしくて、体によくて、かつ、時間が短縮できるレシピを、多数の調理道具とともに紹介しています。

＊適温調理に関する本

・『キッチン革命――適温調理が料理の常識をくつがえす！』
（小林寛、小林正恵、村上信夫監修、文英堂）

・『低温スチーミング入門』（タカコ・ナカムラ、平山一政監修、自然食通信社）
野菜がおいしいと思っていない人は、料理するときに熱を高く上げすぎている可能性があります。この2冊から、70～80度で調理するという手法を学ぶと、どんな野菜でも、甘く、おいしく仕上がります。

・『美味しさの常識を疑え！　強火をやめると、誰でも料理がうまくなる！』
（水島弘史、講談社）

適温調理はもちろんのこと、塩加減から包丁の本当に上手な使い方まで、プロの技をわかりやすく教えてくれます。

＊お勧めの調理家電器具

・「スロークッカー」

欧米では、日本での電子レンジと同じくらい普及率が高い調理器具。豆をじっくり煮るときに最適です。私がこの器具を一番多用するのは、４時間で焼きあがる焼き芋を作るときです。

・「電気圧力鍋」

圧力鍋として使うのはもちろんのこと、玄米や白米の炊飯、豆を戻す、煮込み、炒め物、低温調理など、用途は多彩です。１台あるだけで、料理にそれほどの手間ひまをかけられないときに幅が広がります。

・「スチームコンベクションオーブン」

料理の常識が変わる道具です。蒸し物、焼き物、煮物、なんでもOK。電子レンジにも類似機能はありますが、やはり専用機が便利です。

・「水蒸気オーブン」

熱だけではなく、水分も使って調理するということが理解できれば、さまざまな調理に応用できます。最近の電気オーブンレンジの最上位機種は、ほとんどこの機能がついています。ぜひ、試してみてください。

・「発芽玄米器」

発芽玄米器はヨーグルトメーカーでも代用できますが、30度ちょっとの玄米の発芽に適した温度を12〜24時間保つために使います。夏場は雑菌やにおいが発生しやすいので、マメに水替えをし、炭や電解水を使って防ぎましょう。発芽玄米になれてしまうと、他の米で炊いたご飯は味気なく感じてしまいます。

＊お勧めの料理レシピサイト

・「クックパッド」
http://cookpad.com/
無料版と有料版がありますが、やはり人気順に検索できる有料版が便利です。

・「きっちんぷらす　スチコンレシピ検索」（ホシザキ電機）
http://www.hoshizaki.co.jp/cgi-bin/kitchenplus/index.cgi
まだまだ業務用が中心のスチコン、家庭用レシピは出回っていないので、こちらのサイトを参考に、自分なりにアレンジしながら作ってみましょう。

＊運動の効用について知りたい人

・『脳を鍛えるには運動しかない！——最新科学でわかった脳細胞の増やし方』（ジョン・J・レイティ、エリック・ヘイガーマン、野中香方子訳、NHK出版）

運動は、私たちが思っているよりいかに重要であるかについて、最新の科学の視点から説明しています。

＊体を緩める・整える系の運動方法を知りたい人

・『体幹を鍛える　コアトレ　スタートブック』（有吉与志恵、学研パブリッシング）

いま注目されている体幹について、感覚をしっかりと取り戻すためのメソッド。ストレッチポールなどでセルフケアをするしくみを知ることができます。後述する「ハースイズム」という施設では、トレーナーに直接ついて学ぶことも可能です。

・『たった1分身体のめぐりが変わる! ゆ・と・りダイエット』
(木村友泉、佐藤青児監修、青春出版社)

私にリンパケアの重要性を教えてくれた美魔女・木村友泉さんの本です。彼女から教わったあご回し、肩回しをするようになったら、1年間で見違えるような体型になり、肩こりや腰痛もなくなりました。ちなみに、木村さんの「見た目」は、実年齢より20歳くらい若いです。

・『「骨盤おこし」で身体が目覚める――1日3分、驚異の「割り」メソッド』
(中村考宏、春秋社)

多くの日本人は、股関節は体の前側についていると思っていますが、「ヒップ・ジョイント(股関節)」という言葉からもわかるように、実はそれは後ろについていて、その部分が上手に使えないために歩き方が変になったり、スポーツが上達しなかったり、体が硬かったりする、といったことを力説しています。高齢になって腰が曲がらないようにするために、いまから学ぶべき知識です。

＊ウェブで体重を記録したい人

・「からだカルテ」

タニタのサービスである「からだカルテ」に対応した体重計を買うと、ウェブに記録が残せます（月会費が必要になります）。また、「からだサポート倶楽部」に入ると、さらに個別支援も受けられます。

・「Withings」

WiFi に対応した体重計。体重計を買えば、無料のサイトに記録ができます。ただ、タニタに比べると、体重はともかく、体脂肪に関してはややばらつきがあります。API（アプリケーションプログラミングインタフェース）が公開されているので、国内外のさまざまなダイエットサービスプログラムとも連携しています。

＊お勧めのスポーツクラブ

・「カーブス」
女性専用のサーキットトレーニングジム。とにかく、コストパフォーマンスがいいのが特徴です。

・「ハースイズム」
１年間で自分でセルフケアできるようになるまで、体幹や呼吸、バランスなどの手法を学ぶ、有吉与志恵さん監修のジムです。

＊　＊　＊

「やせる！」ためのさまざまな情報は、「これでもか、これでもか」というほど、町に、書店に、そしてウェブにあふれかえっています。

それらが「ホンモノ」か「ニセモノ」かを判断するには、

・必要以上に「易行」を強調していないか
・科学的な根拠はあるか、再現性はあるか
・特定の商品やサービスを勧めていないか

という3点に注意していただければ、より正解に近い答えが見つかるはずです。
さまざまな情報に触れながら、自分自身で判断できる「目」を養ってください。

あとがき

本書を最後まで読んでくださって、どうもありがとうございました。

「まえがき」でも触れましたが、私は父親が生活習慣病で60代で亡くなったように、健康的な食生活・運動習慣が根づいているとはあまりいえない家庭で育ちました。親族にも小太りな人が多く、亡くなった血縁者のほとんどの死因は脳卒中か心臓病でした。私はずっと、これは遺伝によるもので、気をつけないと私も60～70代で同じような病気を患うのではないかと薄々思っていました。

だからこそ、健康にはそれなりに気を遣い、ＢＭＩの数値がなんとか23を超えないように半年に1回は人間ドッグを受診し、タバコは吸わず、お酒も控え、といった生活を送ってきました。

しかし、「気づかない」ということはなんと恐ろしいことでしょう。私の父親や親族の健康を蝕《むしば》んでいたのは、実は「都会型の生活習慣」そのものでした。

私の親族は昔からずっと東京に住み、都会型の生活を営んできました。それは、オフィスワーク、車、加工食品、運動不足といった言葉に代表されるような生活です。私は小さい頃からかなり強い食品アレルギーがあり、何か原因になるものを食べるとすぐに体中にブツブツが出たり、目が真っ赤になったり、口の端が切れたりしていました。別れた夫から、「なんでおまえの親族は、おまえを含め、アレルギーや喘息持ちが多いのか？」といぶかしがられていたくらいでした。夫は九州の離島の出身で、親族にアレルギーや喘息持ちはほとんどいませんでした。

でも、私にとっては「都会型の生活」以外の生活がどういうものかわからなかったので、アレルギーや喘息の原因は遺伝によるものだとずっと思っていました。

しかしいま、玄米、野菜、果物を中心とした食生活を送り、毎日、適度な運動を心がけるようになったら、以前の私とは似ても似つかないくらい健康な体になりました。お肌もつるつる、便通も毎日しっかりあるようになりました。

食生活と運動習慣をこのように変えたら、睡眠もしっかりと取れるようになりました。いまでは毎日、夜の11時前後には眠くなり、朝の6時半頃にはいつでも、どこでも目が覚めるようになり、時計のアラームをかける必要もほとんどなくなりました。

微力ではありますが、一人でも多くの読者に、私の発見した、

「あたりまえの都市型の生活」の中で見えなくなっていること

がどれだけあり、そして、それがどれだけ私たちに肥満や生活習慣病を招いているのかに気づいてほしいのです。

本書で述べてきたことは、食事や運動の専門家から見れば、「なんでいまさらこんなことを?」と思われることばかりかもしれません。しかし、私は専門家と呼ばれる人とそうでない人との間には知識の差がかなりあると感じますし、そのギャップを埋めたいと思っています。そのことにも気づいてほしいのです。

一方、ここに書かれていることの多くは科学的に完全に証明されたことでも、完全な知見データに基づくものでもありません。したがって、ここは間違っているのではないか、ここは自分の経験とは違うといった部分もあるかもしれません。

人の経験や考え方は十人十色。ここに書いたことが唯一の正解ではもちろんありません。本書をヒントに、それぞれの人がそれぞれの方法で調べ、考え、行動してみてください。繰り返し試してみることで、きっと、

やせる!

ことが実現するでしょう。

私はもう、「やせる前」の時代に戻りたいとは思いません。「健康的にやせている体」さえあれば、気力も体力も充実し、毎日を明るく、楽しく、そして気分よく過ごせることに気づいたからです。

私が主宰する、ビジネスパーソンのためのスキルトレーニングを行う「勝間塾」でも、本書で述べたような内容を月例会で話したり、メルマガで流したりしたところ、すっかり健康ブームになりました。「まごわやさしい」食事をし、アルコールを減らし、運動をして、睡眠を整えたら、みな、驚くくらい生活が変わり、より積極的になりました。実際に効果を目の当たりにすると、本当に嬉しくなります。

勝間塾
http://www.katsumaweb.com/katsumajyuku

この体験を一人でも多くのみなさんと分かち合うことができれば、それが一番の幸せです。

読後の感想を、ぜひ、メールや手紙でお寄せください。できるかぎりフォローし、これからの励みと喜びにしたいと思います。

最後まで読んでくださって、本当にありがとうございました。

二〇一二年九月

勝間和代

本文写真

佐々木恵子（3ページ）

右記以外、すべて著者所有

勝間和代（かつまかずよ）

1968年東京都生まれ。経済評論家。現在、株式会社「監査と分析」取締役、内閣府男女共同参画会議議員、中央大学ビジネススクール客員教授。早稲田大学大学院ファイナンス研究科、慶應義塾大学商学部卒業。アーサー・アンダーセン、マッキンゼー、ＪＰモルガンを経て独立。少子化、雇用、ワークライフバランス、ＩＴを活用した個人の生産性向上など、幅広い分野で発言を続けている。著書に『お金は銀行に預けるな』『会社に人生を預けるな』『まじめの罠』（以上、光文社新書）、『「有名人になる」ということ』（ディスカヴァー・トゥエンティワン）など多数。

やせる！

2012年10月20日初版1刷発行

著　者 — 勝間和代

発行者 — 丸山弘順

装　幀 — アラン・チャン

印刷所 — 萩原印刷

製本所 — ナショナル製本

発行所 — 株式会社 光文社
東京都文京区音羽1-16-6(〒112-8011)
http://www.kobunsha.com/

電　話 — 編集部03(5395)8289　書籍販売部03(5395)8113
業務部03(5395)8125

メール — sinsyo@kobunsha.com

ISBN 978-4-334-03708-6

585
孫正義　危機克服の極意
ソフトバンクアカデミア特別講義

孫正義氏が直面した10の危機を取り上げ、どう乗り越えたかを解説。ベストセラー『リーダーのための意思決定の極意』の第二弾。第二部はツイッターを中心とした孫氏の名言集。

978-4-334-03688-1

586
医師のつくった「頭のよさ」テスト
認知特性から見た6つのパターン

本田真美

「モノマネは得意？」「合コンで名前と顔をどうおぼえる？」「失くし物はどう捜す？」…35の問いで知る認知特性が「頭のよさ」の鍵を握る。自分に合った能力の伸ばし方がわかる一冊。

978-4-334-03689-8

587
「ヒキタさん！　ご懐妊ですよ」
男45歳・不妊治療はじめました

ヒキタクニオ

精子運動率20％からの出発…45歳をすぎ思い立った子作りで男性不妊と向き合うことになった鬼才・ヒキタクニオの、5年の懐妊トレの記録。角田光代氏も泣いた〝小説のような体験記〟。

978-4-334-03690-4

588
ルネサンス　歴史と芸術の物語

池上英洋

15世紀のイタリア・フィレンツェを中心に、古典復興を目指したルネサンス。それは何を意味し、なぜ始まり、なぜ終わったのか――。中世ヨーロッパの社会構造を新視点で解く。

978-4-334-03691-1

589
ただ坐る
生きる自信が湧く　一日15分坐禅

ネルケ無方

悩みの多い現代人は常に〝考え〟ていて〝頭でっかち〟。坐禅という「考えない時間」をつくることで、一日の内容から、人生そのものまで変わる！　今日から始める坐禅の入門書。

978-4-334-03692-8

590
日本の難題をかたづけよう
経済、政治、教育、社会保障、エネルギー

安田洋祐　菅原琢
井出草平　大野更紗
古屋将太　荻上チキ
＋ＳＹＮＯＤＯＳ編

「ダメ出し」ではなく「ポジ出し」を！——経済、政治、教育、社会保障、エネルギー各分野の気鋭の研究者、当事者が、日本再生のための具体的な戦術、政策を提案する。

978-4-334-03693-5

591
それ、パワハラです
何がアウトで、何がセーフか

笹山尚人

急増する社会問題の背景に何があるのか。「言葉の暴力」「長時間労働」「退職強要」など、パワハラの実例を中心に弁護士が解説。管理職のみならず、ビジネスパーソン必携の一冊。

978-4-334-03694-2

592
なぜ、「怒る」のをやめられないのか
「怒り恐怖症」と受動的攻撃

片田珠美

怒りは抑えたり、無かったことにしても必ず再び現れ、自分や人間関係を傷つける。しつこい怒りを醸成する依存や支配、競争関係に着目し事例を分析。怒りを大切にする方法を説く。

978-4-334-03695-9

593
誰でもすぐできる
催眠術の教科書

林貞年

人の無意識に働きかけて心を操る究極の心理学「催眠術」。催眠誘導の環境づくりから実践テクニック、成功率の上げ方まで、第一人者が一挙公開。これ一冊であなたも催眠家に！

978-4-334-03696-6

594
ロマンポルノの時代

寺脇研

終焉後、四半世紀近く経った今も、人々の記憶に強く残り続ける「日活ロマンポルノ」。本書は、映画評論家として深く関わってきた著者による、16年半の愛とエロスの総括である。

978-4-334-03697-3

595
東京は郊外から消えていく！
首都圏高齢化・未婚化・空き家地図
三浦展

居場所のない中高年、結婚しない若者、空き家率40％予測……。さまざまな問題が大量発生する首都圏を舞台にした住民意識調査から、これからの都市と郊外のあり方を提言する。

978-4-334-03698-0

596
病院は、めんどくさい
複雑なしくみの疑問に答える
木村憲洋

長時間待たされる、医者の説明がよくわからない、薬局が外にある……。具合が悪いのに、病院に行けばめんどうなことばかり。医療現場の表も裏も知る著者がナゾを解明！

978-4-334-03699-7

597
この甲斐性なし！と言われるとツラい
日本語は悪態・罵倒語が面白い
長野伸江

女を罵りたいとき、男を罵りたいとき、愛を囁くとき、悲しみにうちひしがれたとき、人生につかれたとき、一発ぶちかましてみませんか。豊饒なる日本語の世界に分け入る一冊。

978-4-334-03700-0

598
東京いいまち 一泊旅行
池内紀

一夜をともにして、初めて知る「東京の町」の素顔…。都心から郊外、山の手から下町まで。これまで幾度も通りすぎてきた町との新たな出会い。一人旅の名手が訪ねた東京20の町の記憶。

978-4-334-03701-7

599
沖縄美《ちゅ》ら海《うみ》水族館が日本一になった理由《わけ》
内田詮三

上野動物園を抜いて「沖縄美ら海水族館」が入場者数日本一になったのは２００８年。そこには「世界一」と「世界初」を目指した水族館づくりがあった。前館長が裏側を語る。

978-4-334-03702-4

600
現場力の教科書
遠藤功

早稲田で人気№1授業の書籍化第2弾。あらゆる経営戦略にはそれを実行する「現場力」が不可欠。全18回の講義では様々な企業の現場を取り上げ、「現場力」の本質に迫る！

978-4-334-03703-1

601
もうダマされないための経済学講義
若田部昌澄

トンデモ経済学にはもうダマされない！　気鋭の経済学者が、歴史と絡めて経済学の基本を解説。「難しい」「わからない」という人のために「見えざる手」を見える化する。

978-4-334-03704-8

602
ヤクザ式　一瞬で「スゴい！」と思わせる人望術
向谷匡史

ビジネスの成功に不可欠な〝人望力〟を身につける一番の方法は、〝人たらし〟のプロ＝ヤクザに学ぶことだ！　長年ヤクザを取材してきた著者が、最強のノウハウを伝授。

978-4-334-03705-5

603
「ゼロリスク社会」の罠
「怖い」が判断を狂わせる
佐藤健太郎

化学物質、発がん物質、放射性物質……何が、どれくらいあるとどれだけ危険なのか。この時代を乗り切ってゆくために必要な〝リスクを見極める技術〟を気鋭の科学ライターが伝える。

978-4-334-03706-2

604
「ネットの自由」vs.著作権
TPPは、終わりの始まりなのか
福井健策

「情報と知財のルール」を作るのは誰か。その最適バランスとは？　これからの10年、論争の核となるアジェンダを第一人者が解説。〈巻末にTPP知財リーク文書抄訳を公開〉

978-4-334-03707-9

605
やせる！
勝間和代

「やせる！」とは、生活習慣病にかからず、健康で長生きできる体をつくること！ 「なかなかやせられなかった」著者の実体験をもとに、日々の生活に役立つ具体的方法を綴る。

978-4-334-03708-6

606
飯田のミクロ
新しい経済学の教科書①
飯田泰之

経済学の基本的な思考法を身につけたいならミクロから始めるべし！ 複雑な数式は不使用、「難しそうだけど気になる」「教養として学んでおきたい」人にピッタリの新しい入門書。

978-4-334-03709-3

607
野比家の借金
人生に失敗しないお金の考え方
坂口孝則

住宅購入、保険加入、結婚、子どもの教育、転職・独立。人生でぶつかるお金の大問題をどう解決すべきか？ 「決断」を導くための考え方を、国民的人気マンガを用いてやさしく解説する。

978-4-334-03710-9

608
元素周期表で世界はすべて読み解ける
宇宙、地球、人体の成り立ち
吉田たかよし

元素の化学進化、摂り込む栄養を間違う身体のメカニズム、不安定な電子が起こす化学反応など、元素周期表というアプローチから自然科学の面白さを知る、入門の一冊！

978-4-334-03711-9

609
構図がわかれば絵画がわかる
布施英利

美術史や文化の知識がないと芸術は読み解けない？ それは大まちがい。芸術には、構図という共通言語があるのだ。一流画家の構図のセンスから、美が生まれる秘密を解き明かす。

978-4-334-03712-3